So lesen Sie die Tabelle

In der Tabelle finden Sie folgende Symbole zur Bewertung eines Lebensmittels:

▲: Dieses Lebensmittel ist basisch

▶: Dieses Lebensmittel ist neutral

▼: Dieses Lebensmittel ist sauer

▲ und ▼: Sonderfall Hühnerei – das Eigelb ist basisch, das Eiweiß sauer

Zusätzlich finden Sie die Angaben zum Eiweißgehalt jedes Lebensmittels, da hohe Eiweißwerte darauf hinweisen, dass ein Lebensmittel säureüberschüssig ist. Auch der Fettgehalt der Lebensmittel ist angegeben, da dieser im Sinne einer gesunden Ernährung natürlich zu berücksichtigen ist.

Die Autoren

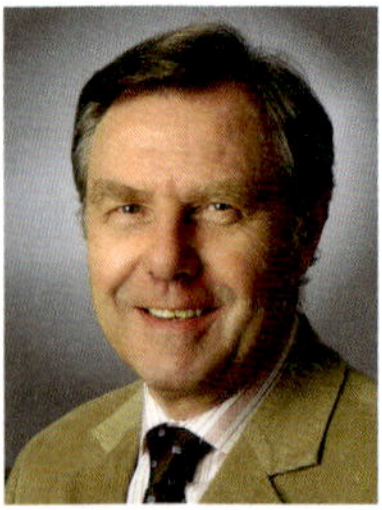

Dr. med. Michael Worlitschek († 2016) praktizierte im bayrischen Waldkirchen. Er war Facharzt für Allgemeinmedizin und Naturheilverfahren. In Fachkreisen ist sein Name noch immer eng mit dem Thema Säure-Basen-Haushalt verbunden.

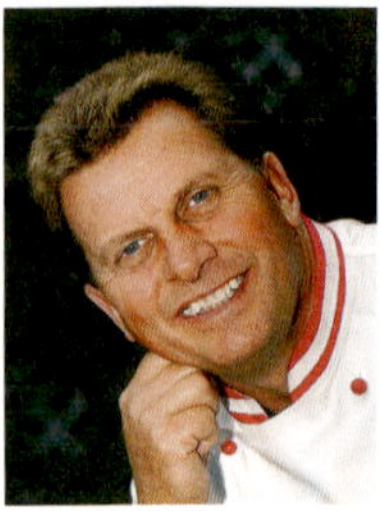

Peter Mayr war über 25 Jahre Chefkoch im bekannten Gesundheitszentrum Golfhotel am Wörthersee und ist seit 2003 als Ernährungsberater und WIFI-Lehrbeauftragter selbstständig. Mehr über ihn erfahren Sie auf www.petermayr.at

Dr. med. Michael Worlitschek
Peter Mayr

Richtig einkaufen

Säure-Basen-Balance

Für Sie bewertet:
über 300 Fertigprodukte und Lebensmittel

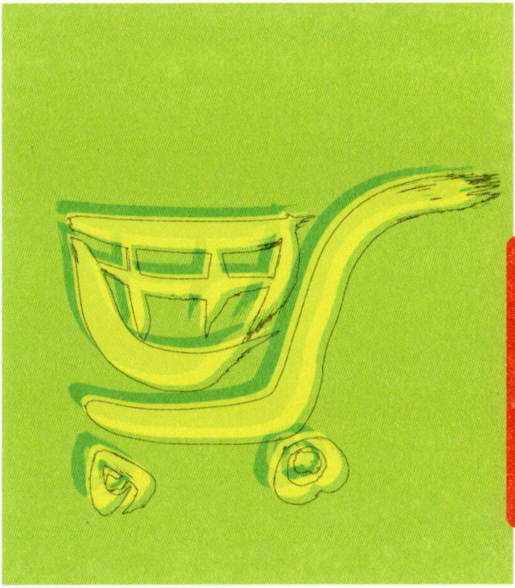

TRIAS

Liebe Leserin, lieber Leser,

1991 ist die 1. Auflage des Fachbuches Praxis des Säure-Basen-Haushaltes erschienen. Inzwischen gibt es davon die 6. Auflage, vom Patientenratgeber die 5. Auflage. In diesen Jahren sind mir in meiner Allgemeinpraxis mit Schwerpunkt Naturheilverfahren und insbesondere Entsäuerung viele Patienten mit großen Problemen begegnet. Es ist auch für mich erstaunlich, dass vielen Menschen selbst nach großen Odysseen durch eine einfache, aber konsequente Entsäuerungsbehandlung noch geholfen werden konnte. Unsere direkten Erfahrungen aus der Allgemeinpraxis und der täglichen Kochpraxis können Sie aus diesem Buch für sich mitnehmen!

Eigentlich ist das Einkaufen und Kochen ganz einfach: Zuerst sollten Sie darauf achten, was für eine Jahreszeit wir gerade haben. Dann sollten Sie Lebensmittel von wirklich guter Qualität einkaufen, diese zu Hause ordentlich lagern und leicht bekömmlich und nährstofferhaltend zubereiten. Aus der Sicht des »Säure-Basen-Haushaltes« sollten Sie die einzelnen Speisen richtig zusammenstellen, diese nett und appetitlich auf warmen, schönen Tellern anrichten und in gepflegter, angenehmer Atmosphäre mit Freude und Genuss essen. Eine wertschätzende

Haltung unseren Lebensmitteln gegenüber und etwas mehr »Liebe« beim Kochen wird sich auf Ihr Wohlbefinden auswirken. Genießen Sie Bissen für Bissen. Das ist das ganze Geheimnis eines gesunden Säure-Basen-Haushaltes! Dazu kommt wenig Ärger mit den Mitmenschen, nicht zu viel Stress und ein ausgeglichenes Seelenleben.

Viele haben sich in unserer hektischen Zeit schon weit von diesen idealen Wunschvorstellungen entfernt. Deshalb ist dieses Büchlein für Sie eine besondere Hilfe. Zum einen können Sie darin das Wichtigste zum Säure-Basen-Haushalt in Kurzform nachlesen. Zum anderen lernen Sie die Lebensmittel mit ihren Inhaltsstoffen näher kennen und erfahren, wie sie zu gesünderen und besser verträglichen Gerichten und Menüs zusammengestellt werden.

Unser Wohlbefinden ist abhängig von einem soliden, ausgeglichenen Säure-Basen-Haushalt. Sind wir sauer, so sind wir es im wahrsten Sinn des Wortes. Wir sagen gern zu unseren Mitmenschen: »Bist du aber heute wieder sauer!«, wenn sie missmutig und gereizt sind. Wir sagen aber auch: »Ich fühle mich heute wie ausgelaugt.« Dies trifft dann völlig die biochemische Situation: Die Körperbatterie ist durch Arbeit und Stress entladen, die Basen (Laugen) wurden verbraucht, man ist »ausgelaugt«. Füllen Sie Ihren Basenspeicher mithilfe unserer hilfreichen Tipps wieder auf!

Gutes Gelingen und einen guten Appetit!

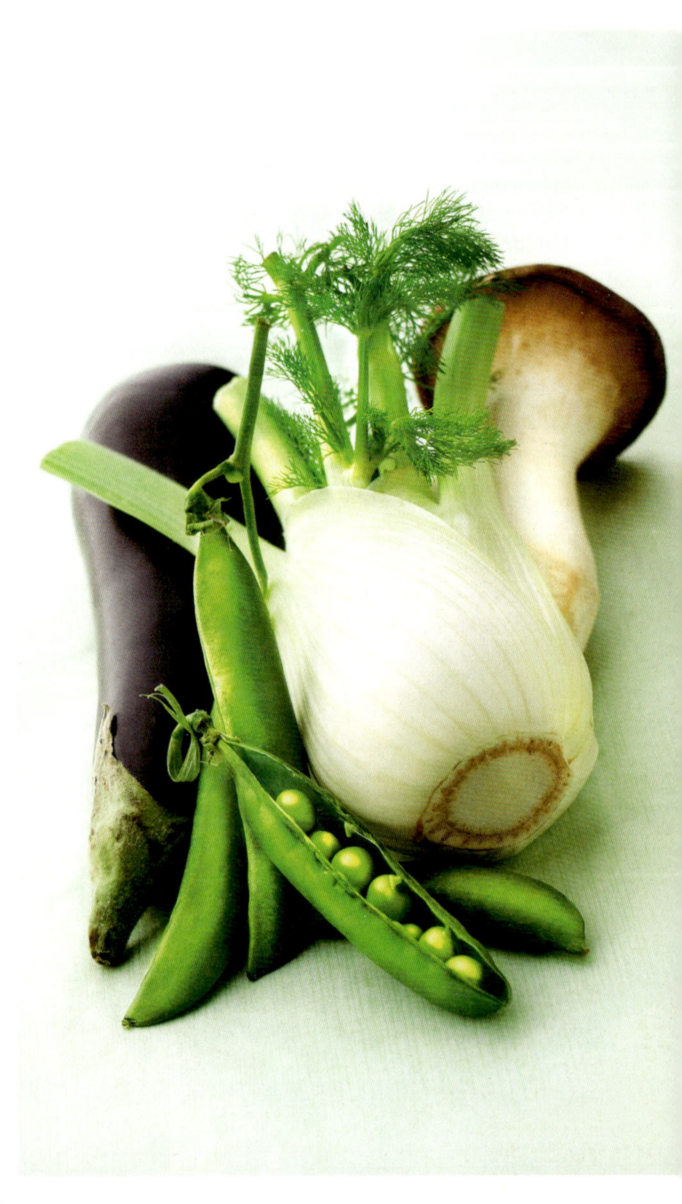

Den Säure-Basen-Haushalt verstehen

Sie möchten langfristig einen ausgeglichenen Säure-Basen-Haushalt, Krankheiten und Beschwerden reduzieren, sich wieder rundum wohlfühlen? Prima – hier erhalten Sie die Grundlagen, um Ihren Plan für mehr Balance und Wohlbefinden umzusetzen.

Was sind Säuren und Basen?

Um den Säure-Basen-Gehalt zu messen, wird eine allgemeine Messgrundlage verwendet. Dies ist in der Chemie und Medizin die pH-Skala. Mit dieser pH-Skala kann der Grad oder die Stärke einer Säure oder Base festgelegt werden.

1	2	3	4	5	6	7	8	9	10	11	12	13	14
sauer							neutral						basisch

Säuren sind chemische Verbindungen, die das »saure« Atom Wasserstoff enthalten. In einer Flüssigkeit schmecken sie »sauer«, chemisch werden Wasserstoffatome abgespalten. Die Stärke einer Säure ist abhängig von der Anzahl ihrer Wasserstoffatome. Als stärkste Säuren gelten Salz-, Schwefel-, Salpetersäure und Mineralsäuren.

Bei der Verdünnung von Säuren lautet die Regel der Chemie: »Erst das Wasser, dann die Säure, sonst geschieht das Ungeheure«. Denn wenn man Säure mit Wasser verdünnt, entsteht eine überschießende Reaktion. Wenn sich aber Säuren mit Basen verbinden, werden neutrale Salzmoleküle gebildet, die dem Körper nicht mehr schaden können und normalerweise problemlos ausgeschieden werden.

Säuren im Körper sind an sich nicht schädlich, es kommt nur auf die Menge an. Salzsäure im Magen ist sogar für Verdauungsvorgänge und auch Desinfektion notwendig. Kohlensäure wird bei der inneren Zellatmung gebildet und durch die äußere Atmung ausgeschieden. Milchsäure entsteht im Muskel, wenn nicht ausreichend Sauerstoff zur Verfügung steht.

Basen sind die natürlichen Gegenspieler der Säuren. Diese chemischen Verbindungen reagieren, wie ihr Name schon sagt, basisch und enthalten eine Hydroxylgruppe (OH). Wasser (H_2O) ist zusammengesetzt aus einem positiven H-Säuremolekül und einem negativen OH-Basenmolekül. Zusammen bilden sie das neutrale Wassermolekül. Gutes, sauberes Trinkwasser hat einen neutralen pH-Wert von 7. Das lässt sich leicht mit pH-Messpapier nachprüfen. Treten Basen in einer wässrigen Lösung auf, nennt man sie Laugen. Dies sind vor allem mineralische Stoffe wie Kalzium, Eisen, Kalium, Magnesium und Natrium. Zu den wichtigsten Laugen zählen Kali- und Natronlauge.

Wechselwirkungen im Körper

In unserem Körper ergeben sich ständig Wechselwirkungen aus Säuren und Basen. Diese lassen sich folgendermaßen erklären:

- Der menschliche Körper ist täglich einer schwankenden Menge von Säuren und Basen ausgesetzt.
- Beim gesunden Organismus befindet sich das Gleichgewicht natürlicherweise im Basischen.

- Da im Stoffwechsel ständig Säuren produziert werden, muss der Organismus diese mit Basen neutralisieren und ausscheidungsfähig machen. Damit vermeidet der Körper, dass sich das Verhältnis zwischen Säuren und Basen verschiebt.
- Ist die Kapazität zur Neutralisierung erschöpft, kommt der Säure-Basen-Haushalt ins Ungleichgewicht. Die Säuren werden nicht mehr ausgeschieden, sondern lagern sich in Bindegewebe, Muskeln und Gelenken ab.

Tabellarische Gegenüberstellung der Symptome im sauren und basischen Stoffwechsel

	saurer Stoffwechsel	basischer Stoffwechsel
Nervensystem	erregt, unruhig	ausgeglichen
Temperatur	Fieberanstieg	Fieberabfall
Blutdruck	erhöht	niedrig
Pulsschlag	erhöht	ruhig
Blutzucker	erhöht	normal
Muskulatur	verspannt	entspannt
Schlaf	Schlafstörungen	ruhig und tief
Leistungsfähigkeit	rasche Ermüdung	große Ausdauer
Stimmung	oft gedrückt	oft gehoben
Allergierisiko	erhöht	vermindert
Entzündungsrisiko	erhöht	vermindert

Stadien der Azidose (Übersäuerung)

Haben wir zu viele Säuren im Körper, spricht man von einer Übersäuerung, in der Fachsprache Azidose genannt. Je nach Schweregrad lässt sie sich in fünf Azidose-Stadien einteilen:

- Idealzustand
- latente Azidose
- akute Azidose
- chronische Azidose
- lokale Azidose

Im Idealzustand ist heute fast nur noch der Säugling nach einer unbelasteten Schwangerschaft. Viele Neugeborene haben jedoch schon kurz nach der Geburt Hautprobleme, was eine Abweichung vom Idealzustand bedeutet.

Die latente Azidose (unterschwellige Übersäuerung) ist für die meisten von uns Alltag. Unsere körpereigenen Puffersysteme, die den Blut-pH-Wert regulieren und überschüssige Säuren »abfangen«, sind dann nur in verminderter Zahl vorhanden.

Von einer akuten Azidose sprechen wir, wenn eine akute Infektion vorliegt. Die Ausscheidungsorgane (Nieren, Darm, Atemwege) arbeiten mit Höchstleistung, um durch Entzündungen, Katarrhe, Fieber und andere Ausscheidungsvorgänge (Erbrechen, Durchfall, Harnflut) Gifte (Säuren) auszuscheiden.

Eine chronische Azidose liegt beispielsweise beim chronischen Rheumapatienten vor. Hier sind die Säuren bereits ins Bindegewebe abgeschoben worden. Abbauprozesse wie Gelenkveränderungen oder Knochenabbau setzen ein.

Wissenswert sind die pH-Werte der verschiedenen Körperflüssigkeiten:

- Blut: 7,35–7,45
- Galle: 7,4–7,7
- Magensaft: 1,0–2,0
- Speichel: 6,9
- Urin: 5,0–8,0
- Zwölffingerdarm: 8,0

Für die spätere Therapie ist es wichtig zu wissen, dass es körpereigene Puffersysteme gibt, die den Blut-pH-Wert regulieren. Die Aufgabe dieser Systeme ist es, zu verhindern, dass der Blut-pH-Wert sich zu stark verändert, da dies für den Körper nachteilig wäre. Folgende Puffer sind anteilig für die Blut-pH-Regulierung zuständig:

- Bicarbonat-Puffer (52 %)
- Eiweiß-Puffer (15 %)
- Phosphat-Puffer (2 %)
- Blutfarbstoff-Puffer (31 %)

Sodbrennen und Magenprobleme

Oft wird über das Sodbrennen als Volkskrankheit und in diesem Zusammenhang über eine mögliche Krebsentstehung geschrieben. Sodbrennen ist aber aus Sicht der Übersäuerung ein ganzheitliches und nicht allein ein Magenproblem.

Auf dem Schaubild unten ist zu sehen, dass bestimmte Magenzellen aus Kochsalz, Kohlensäure und Wasser Salzsäure und Natriumbikarbonat bilden. Dieses Natriumbikarbonat fließt dann sofort über den Blutweg zu Leber, Gallenblase, Zwölffingerdarm, Bauchspeicheldrüse und zu den Dünndarmdrüsen. Diese Organe nennt man auch basenliebend, weil ihre Funktionskraft stark von einem Basenüberschuss abhängt. Prinzipiell hemmt ein Übermaß an Säuren das ganze Verdauungssystem, ein Basenüberschuss hingegen aktiviert es.

▼ Natriumbikarbonat wird gebildet und in Richtung Dünndarm transportiert.

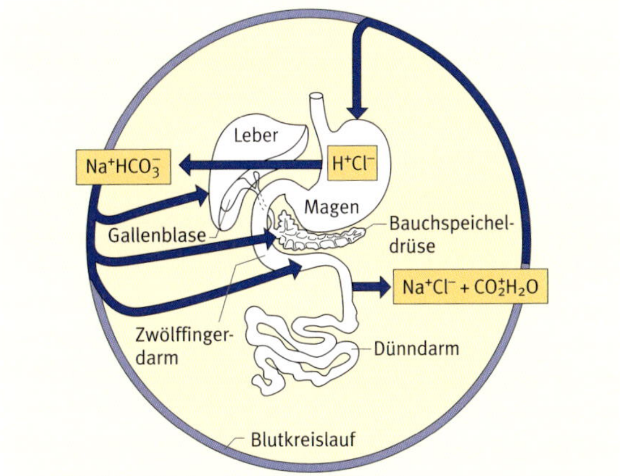

NaCl	Natriumchlorid (Kochsalz)
Na	Natrium
NCl	Salzsäure
$NaHCO_3$	Natriumbikarbonat
CO_2	Kohlendioxid
H_2O	Wasser

Wenn jetzt diese Organe mehr Basen, also Natriumbikarbonat, benötigen, um zu funktionieren, so muss nicht nur dieses, sondern auch gleichzeitig Salzsäure gebildet werden. Salzsäure ist jedoch ohnehin schon genug vorhanden, entsteht jetzt im Überfluss und kann nun den anatomisch leichten Weg in die Speiseröhre nach oben steigen, Sodbrennen entsteht. Bei vielen Patienten habe ich durch eine konsequente Entsäuerungsbehandlung und Basenzufuhr erreichen können, dass das Problem Sodbrennen selbst nach jahrelangen Beschwerden und Einnahme von Medikamenten wieder abgeklungen ist.

Es hat also nur wenig und vorübergehenden Sinn, wenn die Empfehlung ausgesprochen wird, nicht auf der linken Seite zu schlafen oder das Kopfteil des Bettes höher zu stellen, um das Sodbrennen zu lindern. Hingegen hilft es im Sinne einer ganzheitlichen Heilung sicher, eine belastende Abendmahlzeit wegzulassen und vor dem Schlafengehen eine Basenmischung einzunehmen.

Zur Magenentleerung aus Sicht des Säure-Basen-Haushaltes ist noch Folgendes anzumerken: Nach Vermischung der Speisen mit dem sauren Magensaft verlässt eine erste Portion den Magenausgang in Richtung Zwölffingerdarm. Erst wenn dieser saure Speisebrei dort neutralisiert wurde, und zwar in einem »Quantensprung« von pH 1,0–2,0 vom Magen zu pH 8,0, rutscht die Portion weiter, und aus Richtung Magen kommt die nächste Portion.

Wenn aber die Bauchspeicheldrüse nicht genug und nicht schnell genug basische Verdauungssäfte liefern kann, verzögert sich der ganze Ablauf, und es kommt zu Entleerungsstörungen des Magens. Dies wird in der täglichen Praxis von vielen Patienten geschildert. Sie haben dann in der Regel auch andere Beschwerden, die in das Register der Übersäuerungskrankheiten passen. Nehmen diese Betroffenen dann eine Basenmischung ein, so kommt es zu einer Säureneutralisation und meist sehr rasch zu einer Befreiung vom lästigen Magendruck. Es wird zwar zu einem Aufstoßen kommen, da sich bei dieser Neutralisation Kohlensäure bildet, aber dieses Aufstoßen wurde bis jetzt von allen Betroffenen als wirklich wohltuend empfunden.

In der »modernen« Medizin werden heute bei Magenbeschwerden sogleich säureblockierende Magentabletten verordnet. Als Soforttherapie ist dies sicher in Ordnung, um rasch eine Schmerzfreiheit zu erreichen – besonders bei einem Magengeschwür. Dabei wird der Magen-pH während der Einnahme auf ca. 4 angehoben. Kurzfristig entsteht sicher kein Nachteil, langfristig entfällt jedoch die Abtötung von aufgenommenen Krankheitskeimen durch die Salzsäure. Dadurch können Infektionen leichter auftreten, auch eine erhöhte Allergiebereitschaft ist gegeben.

Übersäuerung

Übersäuerung wirkt sich mit Sodbrennen, Bluthochdruck und Magenproblemen negativ auf Ihr Wohlbefinden aus. Aber wie entsteht Übersäuerung eigentlich? Welche Faktoren Einfluss auf Ihren Säure-Basen-Haushalt haben, erfahren Sie hier.

Krank durch Übersäuerung?

Von Kritikern hört man immer wieder, dass die Übersäuerung des Körpers gar nicht möglich sei, da der Körper sie durch Selbstregulierung verhindert. Der Körper kann vieles regeln, wenn er nicht überfordert wird. Aber so einfach geht es in der Praxis doch nicht.

Diese Faktoren unterstützen die Übersäuerung:

- steigende Umweltbelastung durch Abgase von Autos und Industrie
- saurer Regen und Übersäuerung der Flüsse
- Auslaugung der Böden, Schwermetallproblematik
- Eine Verarmung der Lebensmittel an basischen Vitalstoffen
- Belastung für den Menschen durch Störungen des Säure-Basen-Haushalts
- Zunahme säuernder Stressfaktoren
- Zunahme saurer Lebensweise

Diese Umstände können schließlich zu den Hauptursachen einer Übersäuerung führen:

- chronische Darmgärung
- chronische Nierenschwäche
- chronische Herzschwäche

Saure Einflüsse

Woher kommen die Säuren im Körper eigentlich? Folgende Einflüsse führen zur Säurebildung im Organismus und schlagen sich im Säure-Basen-Haushalt nieder:

- Säurezufuhr über die Nahrung (Alkohol und phosphathaltige Getränke)
- Säurebildung durch Zellstoffwechsel (Kohlensäure)
- Eiweißstoffwechsel (Phosphor- und Schwefelsäure)
- Säureproduktion beim Fasten und bei Fieber (Ketosäuren)
- Muskelarbeit ohne ausreichenden Sauerstoff (Milchsäure)
- Zellzerfall und Fleischkonsum (Harnsäure)
- Muskeltätigkeit (Essigsäure)
- Genuss von schwarzem Tee und Bohnenkaffee (Gerbsäure)
- Krankheit oder Einnahme wassertreibender Medikamente (Kaliummangel)
- mangelnde Flüssigkeitszufuhr
- Farbstoffe und Konservierungsstoffe in Lebensmitteln, Zahnmetallgifte, Umweltgifte, Arbeitsplatzgifte

Trotz ihrer Wirkung und Bedeutung können viele Medikamente die Übersäuerung fördern. Dies sollten Sie bei der Einnahme bedenken und zum Ausgleich reichlich Wasser trinken.

WISSEN

Woher kommen Basen?

Basen müssen immer über die Nahrung zugeführt werden, sie können nicht vom Körper selbst gebildet werden. Deshalb sollte eine ausgewogene Ernährung mit Obst und Gemüse der Normalzustand sein. Basische Nahrungsergänzungsmittel sind aber im Bedarfsfall nötig, um die Biochemie des Körpers wieder auszugleichen.

Basische Einflüsse

Diese Prozesse bewirken einen Anstieg der Basen im Körper:

- Basenzufuhr über die Nahrung (vorwiegend pflanzliche Lebensmittel)
- Säureausscheidung über Niere und Darm
- Abatmung von Kohlensäure (Atmungsverbesserung)
- Zufuhr von basischen Mineralsalzgemischen

Der Ausscheidungskraft einzelner Organe sind jedoch Grenzen gesetzt, sodass im Zusammenspiel das eine Organ stärker und das andere weniger stark beansprucht werden kann und muss. Sie sehen, dass die sauren Einflüsse sehr vielfältig sind, während es nur wenige basische Einflüsse gibt. Umso stärker sollten Sie diese nutzen.

Stress unterstützt die Übersäuerung besonders. Durch seelische Fehlbelastung werden Millionen von Ner-

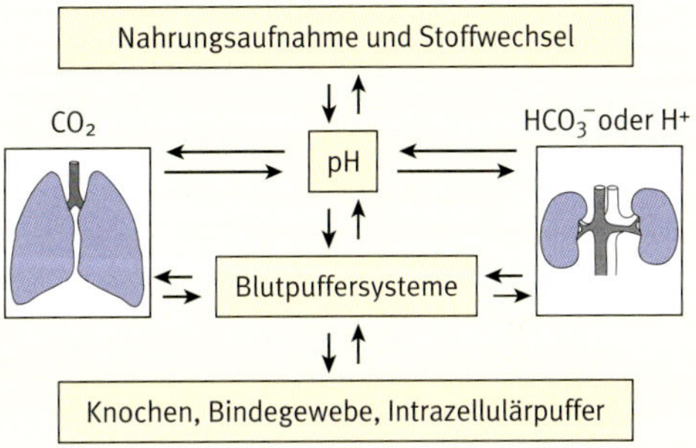

▲ Regulation des Säure-Basen-Gleichgewichts

venzellen entladen. Um zu funktionieren, müssen sie aber wieder auf den ursprünglichen Wert aufgeladen werden, und dazu braucht der Körper Basenmineralien. Wenn diese ausreichend zur Verfügung stehen, passiert das rasch und reibungslos. Hat sich der Körper aber in diese Richtung schon erschöpft, so dauert es oftmals lange, bis man sich von einem seelischen Tiefpunkt wieder erholt.

Auswirkungen der Übersäuerung

Aus biochemischer Sicht führt die Übersäuerung im Gewebe und speziell in der Zelle dazu, dass vom Körper nicht mehr genug Energie zur Verfügung gestellt werden kann. Die Zuckerverwertung wird gehemmt, was besonders für Zuckerkranke gefährlich ist. Auch

Enzyme, die vielfach Stoffwechselprozesse aktivieren, werden behindert und können nur teilweise ihre Aufgabe erfüllen. Es kommt zu einer Blockade der Messenger-RNA, einem Eiweißmolekül in unserer Genstruktur. Damit wird die Antikörperbildung gestört oder verhindert. Es werden keine Reparaturproteine mehr produziert, die eine Zellreparatur ausführen und bis zu einem gewissen Grad das Altern aufhalten. Das Stichwort derzeit heißt »Anti-Aging«. Hierbei wird vieles versucht, und doch wäre es so einfach, die Biochemie auf natürlichem Wege wiederherzustellen, denn unser Körper kann sehr vieles selbst regulieren.

Die schleichende Übersäuerung verändert auch das Fließverhalten des Blutes. Die normalerweise frei fließenden Erythrozyten (rote Blutkörperchen) kleben geldrollenförmig aneinander fest. Dadurch können sie das letzte feine Kapillargebiet im Blutkreislauf nicht mehr völlig durchfließen. Der transportierte Sauerstoff kann in diesem Gebiet nicht mehr an das Gewebe abgegeben werden. Es kommt zur schon beschriebenen anaeroben Glykolyse (Energiegewinnung ohne Sauerstoff) mit dem großen Nachteil der Milchsäurebildung, die zunächst wieder im Gewebe gepuffert werden muss.

Ist basische Pufferung möglich, entstehen fast keine Beschwerden. Ist sie jedoch nicht möglich, so kommt es zu Durchblutungsstörungen. Davon sind alle Bereiche und Organe unseres Körpers betroffen! An den Händen spürt man das, wenn sie »einschlafen«. Im Kopfbereich kündigen sich als Vorboten eines möglichen Schlaganfalls Schwindelzustände, Augenflimmern, Sehstörungen und Ohrgeräusche an.

Das bunte Bild übersäuerungsbedingter »Alltagskrankheiten« wird Ihnen also nicht unbekannt sein:

- vegetative Störungen: Spannungskopfschmerzen, Migräne, Nervosität, Müdigkeit, Leistungsabfall, Erschöpfung
- Kreislaufstörungen: kalte Hände und Füße, Schwindelzustände, Sehstörungen, Ohrgeräusche
- rheumatische Erkrankungen: Weichteilrheuma, Fibromyalgie
- Krankheiten im Verdauungstrakt: Sodbrennen, Appetitlosigkeit, Durchfall, Verstopfung, Steinbildungen
- Schädigungen an Bindegewebe und Knochen: Osteoporose, Knochenbrüche, Bandscheibendegeneration, Parodontose
- psychische Störungen: Schlafstörungen, Depressionen
- Immunschwächung: ständige Infektneigung, Abszesse
- Hautprobleme: chronische Ekzeme, Cellulite, Haarausfall
- Wachstumshemmung bei Kindern

So stellen Sie eine Übersäuerung fest

Sie können sich ganz leicht einen Überblick über Ihren Übersäuerungszustand verschaffen: Mit einem pH-Messstreifen (aus der Apotheke oder als Beilage in manchen Basenmischungen) messen Sie jeden Morgen den pH-Wert Ihres Urins, an einigen Tagen auch mehrmals. Weil der Körper nachts entgiftet, wird der Morgenurin in den meisten Fällen sauer sein, also einen pH-Wert von 5,0–6,0 haben. An diesen Werten lässt sich jedoch nicht erkennen, ob der Körper in der Nacht jede überflüssige, gelagerte Säure ausscheiden konnte. Tagsüber sollte der pH-Wert bei ausreichender basischer Ernährung zweimal den Neutralpunkt mit einem pH-Wert von 7,0 erreichen oder überschreiten. Dies hängt damit zusammen, dass mit der Säureflut im Magen auch eine Basenflut erfolgt. Diese Basen sind dann im Urin messbar. Ist der morgendliche pH-Wert ständig im sauren Bereich, so besteht der dringende Verdacht auf eine Gewebeübersäuerung. Langfristig sollte der morgendliche pH-Wert neutral bleiben. Dies entspricht dem Gleichgewichtssollwert des Blutes und zeigt an, dass die Nieren keinen Säureüberschuss aus den Geweben ausscheiden. Die Nieren haben zwar ihre höchste Ausscheidungskraft bei einem pH-Wert von 5,4, wegen oft nicht erkannter Vorerkrankungen sollte die Nierenfunktion aber nicht ausgereizt werden. Durch abendliche Basengaben lässt sich diese Gefahr vermeiden.

Praktisches Vorgehen

Nehmen Sie die Messung folgendermaßen vor:

- Speichel: 3- bis 5-mal täglich
- Urin: 3- bis 5-mal täglich

Am besten messen Sie an 2–3 Tagen hintereinander. Zur Diagnostik im Säure-Basen-Haushalt ist *eine* Messung nur eine Momentaufnahme; sie zeigt an, was die Niere vorher ausgeschieden hat. Es kommt aber auf den Funktionszusammenhang an. Erst wenn mehrere Urinmessungen über den Tag verteilt erkennen lassen, dass ein pH-Wert von 7,0 nicht erreicht wurde, ist das mit Sicherheit auf einen übersäuerten Stoffwechsel zurückzuführen.

Als Starttest können Sie auch morgens nüchtern eine Basengabe (beispielsweise 5 Tabletten Bullrichs Vital) einnehmen und dazu reichlich trinken. Messen Sie anschließend die nächsten Urinproben. Wenn kein pH-Wert von 7,0 erreicht wird, bedeutet das, dass die Niere für den Stoffwechsel alle Basen abgefangen hat. Hier liegt dann ein großer Säureüberschuss vor.

Bei Rheumapatienten ist eine sogenannte *paradoxe* Reaktion möglich. Diese Patienten haben Urin-pH-Werte von 7,0, was aber nicht heißt, dass keine Säurelast vorliegt. In diesem Fall können die sicher vorliegenden Säuren aus den Zellen oder Geweben nicht zur Ausscheidung gelangen, da eine zu starke Verdickung der Zellhäute vorliegt, die eine Abgabe äußerst erschwert. Dann sind lokale Maßnahmen notwendig, um eine Säureausscheidung zu ermöglichen.

Sander-Test

Wenn Sie sich eine genauere Methode zur Diagnostik wünschen, sollten Sie auf den Sander-Test zurückgreifen. Der Biochemiker Sander hat eine Urinmessmethode entwickelt, die in den letzten Jahren vom Labor Dr. Bayer reaktiviert wurde (Max-Lang-Straße 58, 70771 Leinfelden-Echterdingen, Tel. 0711/16 41 80). Bei dieser Methode werden an einem Testtag fünf Urinproben gesammelt (6, 9, 12, 15 und 18 Uhr). Die Mahlzeiten sollten jeweils nach der ersten und nach der Mittagsprobe eingenommen werden. Die Proben werden in Versandröhrchen an das Labor eingeschickt.

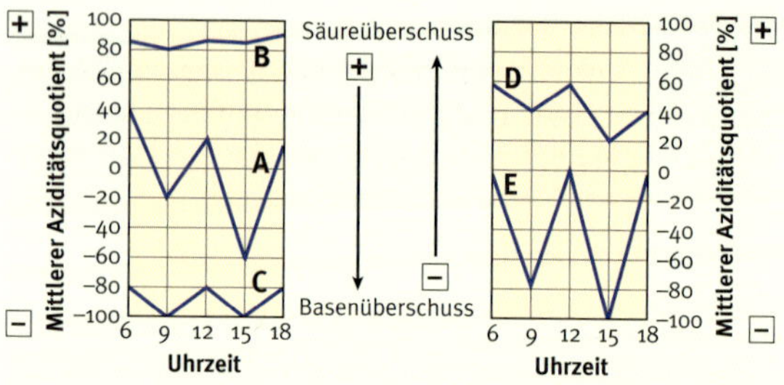

▲ So kann das Ergebnis eines Sander-Tests aussehen – Kurve A zeigt das beste Säure-Basen-Verhältnis.

Dort erfolgt neben der Messung der pH-Werte eine Bestimmung der Pufferkapazitäten der Harnproben. Das Ergebnis dieser Untersuchung sehen Sie in der oben stehenden Abbildung. Kurve A ist die eines Gesunden, Kurve B die eines hochgradig Übersäuerten und Kurve C die eines in der ebenfalls ungünstigen Basenstarre befindlichen Menschen (nur unter hoch dosierter Baseneinnahme zu beobachten).

Die Kurve beim Gesunden erklärt sich so: Im ersten Urin werden die normalen, im Stoffwechsel angefallenen sauren Stoffwechselschlacken der Nacht ausgeschieden. Beim Gesunden entsteht 2–3 Stunden nach jeder Mahlzeit eine Basenflut als Folge der Salzsäure- und Natriumbikarbonatbildung im Magen. Das lässt sich am 9-Uhr-Urin ablesen. Die danach anfallenden Säuren werden bei der 12-Uhr-Probe gemessen. Um 15 Uhr ist dann wieder eine Basenflut vom Mittagessen festzustellen.

Bei einem übersäuerten Organismus fehlt die Ausgleichsfähigkeit, der rhythmische Wechsel der Säure-Basen-Fluten deutet sich kaum mehr an. Durch richtige Behandlung, vor allem durch Umstellung der Ernährung, kann die normale Ausgleichsfähigkeit wiederhergestellt werden.

Das Labor misst die pH-Werte und bestimmt die Pufferkapazitäten der Harnproben, die Aziditätsquotienten (AQ). Aus diesen fünf AQs wird der mittlere AQ errechnet. Der Normalwert wäre um die 10. Je nach Schwere der Übersäuerung kann der Wert bis 100 ansteigen.

Ein wichtiger Hinweis: Bei Laborwerten erwartet man immer Verbesserungen, z. B. das Absinken einer erhöhten Harnsäure. Wenn nach einer Anfangsmessung nach einer Therapie eine Kontrolluntersuchung gemacht wird, kann der mittlere AQ größer geworden sein, sich also scheinbar verschlechtert haben. Die Erklärung ist aber, dass durch eine Basentherapie Säuren aus der Matrix (des sich überall befindenden Bindegewebes) gelöst wurden, der Abtransport aber zu diesem Messzeitpunkt noch nicht abgeschlossen ist. Die Niere hat ein Ausscheidungsmaximum. Deshalb muss auch bei einer Therapie an die Ausscheidungsverstärkung über den Darm und die Haut gedacht werden. Das Allgemeinbefinden wird sich aber trotzdem schon verbessert haben.

Der Übersäuerung entgegenwirken

Migräne, Sodbrennen, Erschöpfung – Sie müssen sich nicht länger mit den Folgen der Übersäuerung abfinden. Tun Sie mit basischer Ernährung etwas dagegen. Wir zeigen Ihnen wie.

Ernährungsumstellung

Richtige Ernährung ist die Grundlage eines ausgeglichenen Säure-Basen-Haushalts. Rufen Sie sich dazu folgende Aussprüche ins Gedächtnis:

Hippokrates sagte: »Eure Nahrungsmittel sollen Eure Heilmittel sein, und Eure Heilmittel sollen Eure Nahrungsmittel sein.«

Sebastian Kneipp sagte: »Auch wenn der Vater vieler Erkrankungen nicht bekannt ist, die Mutter ist allemal die Ernährung.«

F. X. Mayr hatte durch seine intensiven Studien schon frühzeitig erkannt, dass nicht jedes Nahrungsmittel bei jedem Menschen die gleiche Wirkung erzielt. Er hat deshalb den entscheidenden Satz geprägt:

»Ernährung = Nahrung × Verdauungskraft«

F. X. Mayr hat den menschlichen Verdauungsapparat dabei mit einem Ofen verglichen, der schon lange nicht mehr geputzt wurde, nicht mehr den »richtigen Zug« hat. Dieser Ofen zieht nach der Reinigung besser, das Feuer brennt hell und ohne Rauch, so wie auch das Darmsystem nach einer Darmreinigungskur wieder besser arbeitet. Mit weniger Brennmaterial (Nahrung) ist der Mensch leistungsfähiger als in Zeiten mit überreichlicher Nahrungszufuhr.

Als Konsequenz dieser Erkenntnisse sollte eine Neuordnung der Ernährungsweise erfolgen: Wie und wie viel ist wichtiger als was man isst. Die Nahrung sollte gut gekaut werden, der Geschmack einer Speise soll mit Genuss erfasst werden. Bei dieser Neuordnung spielt die Beachtung des Säure-Basen-Haushalts eine wichtige Rolle. F. X. Mayr wies schon früh darauf hin, dass ein kranker Bauch die größte Säurequelle darstellt.

Für einen gut oder normal reagierenden Säure-Basen-Haushalt kommt es auf das Zusammenspiel der beteiligten Organe Lunge und Nieren sowie auf die Blutpuffer an. Auch hier muss es zu einer Neuordnung kommen, abgelagerte Säuren im Binde-, Muskel- und Sehnengewebe sollten gelöst werden und zur Ausscheidung gelangen. Dafür ist das Prinzip der Säuberung Voraussetzung. Die Ernährung danach sollte basisch ausgerichtet sein. Einfach gesagt: reichlich Gemüse und Obst, wenig tierisches Eiweiß. Zucker und zuckerhaltige Lebensmittel als Förderer krankhafter Gärungsvorgänge sollen nach F. X. Mayr »sparsam wie ein kostbares Gewürz verwendet werden«.

WISSEN

Häufige Fehler in der Ernährung

- Es wird zu schnell gegessen.
- Es wird zu viel gegessen.
- Es wird zu oft gegessen.
- Es wird zu viel schwer Verdauliches gegessen.
- Es wird zu spät abends gegessen.
- Es wird zwischen den Mahlzeiten zu wenig getrunken.
- Es gibt keine Fastenpause (Erholungspause).

Säure-Basen-Wertigkeit

80% der Ernährung sollten aus basischen und neutralen Lebensmitteln bestehen:

- **Basisch sind** Kartoffeln, Obst, Gemüse, Zwiebeln, Knoblauch, alle frischen Kräuter, Vollmilch, Sahne, Mineralwässer, Kräutertees
- **Neutral sind** Butter, kalt gepresste Pflanzenöle, Hirse, Amaranth, Quinoa, gutes Trinkwasser

20% der Ernährung darf aus sauren und säuernden Lebensmitteln bestehen:

- **Sauer sind** Fleisch und Wurst, Fisch, Hühnereiweiß, Käse, Quark, Alkoholika
- **Säuernd sind** Zucker, Weißmehlprodukte, Kuchen, Torten, Schokolade

Eine genauere Einteilung liefert die unten stehende Tabelle nach Remer/Manz, die den Basen- oder Säureüberschuss in meq (Milliequivalent = biochemische Maßeinheit) pro 100 g anzeigt. Eine große Rolle spielt aber auch, wie die Nahrung verarbeitet wird. Die beste basische Kost kann gegenteilig wirken, wenn die Darmfunktion nicht stimmt. Dies habe ich an vielen Patienten schon beobachten müssen. Vegetarismus als eigentlich basische Grundernährung kann säuernd wirken, wenn zusätzlich viele Süßigkeiten gegessen werden. Dann kommt es ständig zu krankhaften Gärungsvorgängen, die den Säure-Basen-Haushalt nachteilig beeinflussen.

Nahrungsmitteltabelle nach Remer/Manz

Beachten Sie, dass alle Tabellen nur theoretische Werte über den Säure- und Basengehalt der Lebensmittel enthalten. Dabei sollte immer die individuelle Verdauungsleistung berücksichtigt werden, denn Gärungs- und Fäulnisprozesse im Darmsystem können die biochemische Qualität eines Nahrungsmittels verändern.

Nahrungsmitteltabelle nach Remer/Manz

Basenüberschuss	meq/ 100 mg	Säureüberschuss
Apfelsaft, Gemüsesäfte, Kaffee, Mineralwasser, Bier, Rotwein, Weißwein	1–5	Weizen- und Roggenbrot, Pumpernickel, Weißbrot
Auberginen, Blumenkohl, Brokkoli, Chicorée, Kartoffeln, Knoblauch, Kopfsalat, Paprika, Pilze, Radieschen, Rosenkohl, Sauerkraut, Sojabohnen, Tomaten, Zucchini, Zwiebel		Buchweizen, Reis (geschält) Mais, Erbsen, Linsen, grüne Bohnen

Basenüberschuss	meq/ 100 mg	Säureüberschuss
Ananas, Äpfel, Birnen, Erdbeeren, Grapefruit, Kirschen, Orangen, Pfirsiche, Melonen, Weintrauben, Zitronen Haselnüsse, Mandeln Milch, Sahne		Eiweiß, Naturjoghurt, Frischkäse, Weichkäse Schokolade, Sandkuchen
Feldsalat, Fenchel, Grünkohl, Kohlrabi, Rucola, Sellerie Basilikum, Schnittlauch	5–10	Grahambrot, Zwieback Amaranth, Hirse, Quinoa (neutral) Weizenmehl
schwarze Johannisbeeren Walnüsse	5–10	Cornflakes Eiernudeln, Spaghetti Hühnereier (Dotter = basisch) Bierschinken, Cervelatwurst, Fleischwurst Huhn, Truthahn, Kalb, Lamm, Rind Hering, Kabeljaufilet, Lachs, Zander Erdnüsse, Pistazien (neutral)
Spinat Petersilie	10–15	Haferflocken, Reis (ungeschält) Camembert, Quark Corned Beef, Salami Gans
Feigen (getrocknet)	15–20	Hartkäse Kaninchen Krabben
Rosinen	20–25	

Jeder kann fasten

Wenn ein Patient unvorbereitet aufs Fasten angesprochen wird, so wechselt er lieber den Therapeuten, als sich diesem für seinen Körper wichtigen Thema zu stellen. Um das grundsätzlich klarzustellen: Fasten bedeutet nicht Hungern! Nicht umsonst heißt es: »Wer hungert, wird krank. Wer fastet, wird gesund!«

Fasten ist etwas Freiwilliges, das man für seinen Körper tun will. Und es müssen nicht ganze Fastenwochen, es können auch einzelne Tage sein oder das Weglassen bestimmter Speisen. Auch Eiweißfasten kann Wunder wirken. Besonders für Patienten mit Störungen der Fließfähigkeit des Blutes ist es hilfreich, damit Krankheiten zu lindern. Verzichten Sie einfach vier Wochen auf tierisches Eiweiß (Fleisch, Wurst und Käse) oder schränken Sie Ihre Eiweißzufuhr zumindest stark ein.

Viele Menschen haben es sich zur Gewohnheit gemacht, regelmäßig an einem bestimmten Wochentag ihre Ernährung stark zu reduzieren, bis hin zum Flüssigkeitsfasten. Dabei wird nur Tee oder Wasser getrunken. Vielleicht motivieren Sie sich in der Fastenzeit auch leichter, wobei die Religionszugehörigkeit keine Rolle spielt. Denn alle großen Weltreligionen betonen die große Bedeutung des Fastens zur Läuterung des Geistes.

Als bedeutende Fastenkur ist vielen das Heilfasten nach Dr. Buchinger bekannt. Dr. Buchinger war an Rheuma erkrankt und fastete sich mit mehreren Kuren wieder gesund. Bei einer Buchinger-Fastenkur werden nur Tees und Gemüsesäfte eingenommen.

Auf den bekannten Arzt Dr. F. X. Mayr wurde schon hingewiesen. Er hat die nach ihm benannte Darmreinigungskur entwickelt. Diese Kurform funktioniert als Diagnostik und Therapie zugleich. Viele Patienten sind ähnlich, und doch gibt es Unterschiede. Es ist die Aufgabe des Arztes, für jeden Patienten aus einer Fülle von Möglichkeiten die richtige zu verordnen.

Merkblatt Fastenkur

Fasten ist freiwillig! Eine Gewichtsverminderung ist zwar häufig erwünscht, lässt sich aber nicht erzwingen. Die Ausleitung von Stoffwechselschlacken muss beachtet werden, deshalb sind die verschiedenen Ratschläge zusammen wichtig.

Vorschlag für den Ablauf einer Fastenkur:

- Morgens 2 Teelöffel F. X.-Passagesalz (oder 1 Teelöffel Bittersalz) langsam in ¼ Liter lauwarmem Wasser auflösen und nüchtern trinken. Nach einer halben Stunde ein leichtes Frühstück: Brot oder Dinkelsemmel/-fladen mit etwas Butter und vegetarischem Brotaufstrich, Apfel oder Banane, Kräutertee (mäßig schwarzer Tee oder Kaffee!).
- Vormittags reichlich trinken, bei Hungergefühl Einnahme einer Basensalzmischung oder einer fertigen Basenbrühe (Gemüsebrühe ohne Geschmacksverstärker). Die reichliche Flüssigkeitszufuhr füllt den Magen und täuscht dadurch Sättigung vor. Der Körper gewöhnt sich in wenigen Tagen an diese Situation.

- Nach 4–5 Stunden Mittagessen: Hier schlemmen Sie nach Belieben mit Speisen aus dem Rezeptteil dieses Buches!
- Abends trinken Sie nach Möglichkeit nur Tee von Lindenblüten, Fenchel, Schafgarbe, Melisse, Salbei, Gänsefingerkraut, Zinnkraut oder eine Mischung davon aus gleichen Teilen, die sich in der Praxis sehr bewährt hat.
- Beim Essen legen Sie größte Konzentration auf das Kauen und Einspeicheln. Den Speisebrei erst schlucken, wenn sich alles verflüssigt hat. Je besser gekaut und eingespeichelt wird, desto eher kommt es zur Gesundung und Gewichtsabnahme.
- Bei Durst-, Hunger- oder Leeregefühl im Bauch, Übelkeit, aber auch sonst reichlich trinken. Die tägliche Trinkmenge sollte bei 2–3 Litern neutraler Flüssigkeit (Tee oder Wasser) liegen.
- Ideal ist vor dem Mittagessen oder auch erst am Abend ein Leberwickel (Wärmflasche umwickelt mit feucht-warmem Tuch auf der Lebergegend), ½ bis 1 Stunde ruhen.
- Begleitende Maßnahmen: Trockenbürsten morgens zur Hautanregung, Entsäuerungsbäder, Saunabesuch, Spaziergänge.
- Weglassen oder einschränken: Bohnenkaffee, Zucker (Süßigkeiten, Schokolade, Kuchen), Alkohol, fettes und schwer verdauliches Essen, Nikotin.

Zufuhr von Mineralstoffen

F. X. Mayr konnte bei seinen Kuren in Karlsbad den Vorteil des Karlsbader Wassers ausnutzen. Es enthält neben Bittersalz den basischen Pufferstoff Natriumhydrogen-

WISSEN

Fastenkrisen vermeiden

Leider lassen sich Fastenkrisen nicht gänzlich vermeiden, können aber durch Basenzufuhr abgemildert werden. Die Fastenkrisen sind durch die gelösten Säuren aus der Matrix erklärbar, und die zugeführten Basen puffern diese Säurelast. Auch die Ausleitung über Darm und Haut führt weiter rasch zu einer Linderung.

carbonat. In der heutigen Zeit ist es bei entsprechenden Vorerkrankungen nicht nur sinnvoll, sondern notwendig geworden, dem Kurpatienten bzw. Fastenden Basenmineralien zu verabreichen. Messungen der Basenpufferkapazitäten während Fastenkuren haben die Notwendigkeit der Basengabe eindeutig bestätigt.

So gelingt das Abnehmen

Genau diese Problematik lässt die meisten verzweifeln, die überflüssige Pfunde loswerden wollen: Viele Fasten- und Diätvorschläge aus verschiedensten Zeitschriften führen durch reichliche Wasserausscheidung in den ersten Tagen zu deutlichem Gewichtsverlust. Wenn es dann zur Fettverbrennung kommt, geht es langsamer voran. Die Motivation muss aber weiterhin gehalten werden. Biochemisch gesehen kommt es zur Ketoazidose, einer speziellen Form der Übersäuerung, die auch beim Zuckerpatienten entsteht. Es ist wichtig, diese

Übersäuerung nicht nur durch reichliche Flüssigkeitszufuhr (Kräutertees, stille Wasser – also nicht übermäßiger Kaffeegenuss) abzufangen, sondern Basenmineralien einzunehmen. Beim Abnehmen ist auch zu bedenken, dass 1 Kilogramm Fett etwa 7000 Kalorien liefert. Umgerechnet kann dann bei einer 1000-Kalorien-Diät (pro Tag) pro Woche 1 Kilogramm Fett (Gewicht) abgebaut werden.

Sport und Bewegung

Die Kenntnisse und Beachtung des Säure-Basen-Haushalts können beim Sport von großer Bedeutung sein. Wenn im Muskel Energie bereitgestellt wird, entsteht Milchsäure, die bei leichter körperlicher Tätigkeit vom Blut abtransportiert und in der Leber umgebaut wird. Erhöht sich bei einer sportlichen Aktivitätssteigerung die anfallende Milchsäuremenge, so muss diese vorübergehend zwischengelagert (gepuffert) werden, um die biochemischen Vorgänge im Muskel nicht zum Erliegen zu bringen. Ein solcher Zusammenbruch ist dann der allseits bekannte Wadenkrampf.

Es müssen also Basenmineralien zur Verfügung stehen, um die anfallende Säuremenge vorübergehend binden zu können. Eine »gesunde und natürliche« Leistungssteigerung ist deshalb durch rechtzeitige Steuerung der Nahrungsmittel und Einnahme von Basenmineralien möglich. Versuche haben ergeben, dass sich Leistungsverbesserungen nicht nur bei länger dauernden Belastungen einstellen, sondern auch im Sport.

Basische Nahrungsergänzung

Die Ernährung sollte die entscheidende Rolle im Säure-Basen-Haushalt und in der Entsäuerung spielen. In der Anfangsphase jedoch, oder um zwischendurch »Ernährungssünden« ohne Schaden abzufangen, ist eine Einnahme von Basengemischen hilfreich.

Die bekanntesten Nahrungsergänzungsmittel sollen hier vorgestellt werden (dies kann nur eine Auswahl sein und es ist keine Negativwertung, wenn ein Präparat nicht genannt wird):

- Alkala: Pulver und Tabletten
- Basica-Originalpulver, Basica compact
- Basosyx: Tabletten
- Bullrich: Salz, Tabletten und Pulver
- Bullrichs Vital: Tabletten und Pulver
- Metz: Aktiv-Kalk und Pulver
- Pascoe: Basentabs

Diese Präparate sind in Apotheken und Drogerien erhältlich. Bei der Dosierung richten Sie sich nach den Herstellerangaben. Versuchsweise kann natürlich jeder eine höhere, ihm guttuende Dosis ausprobieren.

Ein weiteres Präparat, das hier erwähnt werden soll, ist bei der Firma Vita Bon B.V. Holland (Franciscanerstraat 8, 6462 CN Kerkrade) erhältlich: Painergy-Pulver (www.vitabon.de). Es enthält neben basischen Puffersalzen natürliche Bestandteile, die besonders unterstützend wirken zur Schmerzlinderung bei Muskelverkrampfungen sowie rasche Energiespender bei Ermüdungserscheinungen sind.

Besonders wirksam sind auch Schüßler-Salze. Dies sind 12 bzw. 24 Grundstoffe, die homöopathisch in der Verdünnung D6 oder D12 gegeben werden. Je nach Notwendigkeit sind diese Salze geeignet, im Feinbereich Stoffwechselregulationen zu ermöglichen. Besonders das Mittel Natrium bicarbonicum D6 aus dem Grundstoff Natriumhydrogen(=bi)carbonat unterstützt die Entsäuerung. Es hat sich sehr bei Kindern bewährt.

Mineral- und Heilwässer haben in Deutschland schon von jeher eine große historische Bedeutung. Manche greifen tief in den Säure-Basen-Haushalt ein, was meist nicht bekannt ist. Traditionell haben solche Wässer einen großen Nutzen bei Krankheiten, die durch Übersäuerung entstehen. Stellvertretend sollen erwähnt sein: Staatl. Fachingen, Kaiser-Friedrich-Quelle, Dunaris-Heilwasser (enthält 2,887 g Hydrogencarbonat als basischen Puffer).

In Zusammenhang mit hohem Blutdruck wurde in den vergangenen Jahren vor hohem Kochsalzgenuss (Natriumchlorid) gewarnt, das jedoch mit Natriumbicarbonat gleichgesetzt wurde. Für beide Heilwässer, Staatl. Fachingen und Kaiser-Friedrich-Quelle, liegen Untersuchungen vor, die sogar eine Blutdrucksenkung ergaben. Eine Studie mit einem Nahrungsergänzungsmittel, das Natriumbicarbonat enthält, ergab ebenfalls eine eindeutige Blutdrucksenkung. Salz ist also nicht gleich Salz! Generell sollte natürlich darauf geachtet werden, dass

Kochsalz nicht im Übermaß und stattdessen frische Gewürzkräuter verwendet werden.

Entsäuerung durch Milchsäure

In Einzelfällen kann die Einnahme von natriumbicarbonathaltigen Verbindungen Magenprobleme bereiten. In diesen Fällen ist die Einnahme von Milchsäure-Präparaten in Tropfenform zu empfehlen (Gelum- oder Lactopurum-Tropfen).

Auch Kanne-Brottrunk hat sich ebenfalls seit Jahren in der Entsäuerung bewährt. Dieser entsteht aus einer Milchsäuregärung von speziell gebackenem Vollkornbrot. Die Milchsäure des Brottrunks wirkt äußerlich desinfizierend, schützt die Mundhöhle natürlich gegen Infektionen und fördert die Heilung von Durchfallerkrankungen. Wichtig zu wissen: Diese zugeführte Milchsäure wird im Stoffwechsel oxidiert (verbrannt). Die Säure wirkt dabei als Basenspender, da biochemisch ein Säuremolekül verbrannt wird.

Der Brottrunk kann pur genossen oder mit Apfelsaft oder Gemüsesaft vermischt werden. Auch Einreibungen und Wickel sind damit möglich. Bei der Darmregenerierung hilft Kanne-Fermentgetreide. Es kann mit Wasser verrührt getrunken oder als Brotaufstrich mit Quark und Kräutern gegessen werden.

Möchten Sie Ihren Vitamindrink selbst machen? Einfach 150 ml Gemüsesaft, 100 ml Kanne-Brottrunk und etwas weißen Pfeffer miteinander verrühren. Das Glas mit einer Cocktailtomate garnieren – fertig!

Noch Fragen?

Kurz zusammengefasst sieht das Zusammenspiel im Säure-Basen-Haushalt so aus:

- Säureentstehung: entweder als Kohlensäure aus dem Zellstoffwechsel mit Sauerstoff oder Milchsäurebildung ohne Sauerstoff
- Ausscheidungswege sind zu beachten: Nieren, Lunge, Leber, Darm, Haut
- Magenfunktion: Bildung nicht nur der Salzsäure, sondern auch des notwendigen basischen Gegenspielers Natriumbicarbonat
- Ernährung ist nicht gleich zugeführte Nahrung, sondern abhängig von der Verdauungskraft
- Umwelt und Psyche können belastend und entlastend sein.

Wir wollen Sie aber nicht ohne eine Hilfestellung in den vielleicht grauen »Säure-Alltag« entlassen. Es ist uns ein wirkliches Bedürfnis, Ihnen weiterzuhelfen. Deshalb haben wir hier von Krankheitsanzeichen über Heilreaktionen die wichtigsten Fragen zum Säure-Basen-Haushalt für Sie zusammengestellt.

Wie lang sollten Sie entsäuern?

Entsäuerung sollte lebenslang durchgeführt werden, so wird sie irgendwann eine Lebenseinstellung. Wichtig ist aber, dass alles ungezwungen bleibt, kein Gesicht sollte verbissen sein – »ich muss entsäuern« –, sonst wiegt die seelische Seite zu stark negativ. Leben Sie ruhig zeitweise »locker« dahin. Nach einer gewissen Zeit merken

Sie, dass sich vergangene Beschwerden wieder einstellen, und erinnern sich dann gern an erlernte Verhaltensregeln.

Kann die Entsäuerung auch Nachteile haben?

Grundsätzlich hat eine Entsäuerung keine nachteiligen Wirkungen. Es kann jedoch anfangs vorkommen, dass durch den veränderten pH-Wert des Urins, der lange bei 5,0 und 6,0 war und jetzt oftmals bei 7,0 ist, eine alte, nicht ausgeheilte Nierenentzündung aufflackern kann. Dies ist kein Nachteil, irgendwann zu einer unpassenden Zeit wäre diese sicher ohnehin aufgetreten. Haben Sie Beschwerden und lässt sich eine Entzündung im Urin feststellen, so unterbrechen Sie die Einnahme der Basenmedikamente. Es kann sogar vorübergehend ein Antibiotikum notwendig sein, um die alte Entzündung auszuheilen. Danach dürfen Sie wieder entsäuern.

Welche Möglichkeit der Entsäuerung ist die beste?

Es ist im Prinzip völlig gleichgültig, welchen Weg Sie gehen. Wichtig ist, dass Sie etwas für Ihre Entsäuerung tun, weil Sie bald merken werden, dass das Ihre Lebensqualität hebt. Die Grundlage sollte eine ausgewogene Ernährung sein. Verwenden Sie daneben die verschiedenen Mineralgemische als Nahrungsergänzung. Grundsätzlich gibt es zwei Hauptwege der Entsäuerung:

- Zufuhr von Natriumbicarbonat, das zur Neutralisierung von Salzsäure führt und
- Zufuhr von Milchsäure im *Kanne-Brottrunk*, die Säuremoleküle biochemisch »verbrennt«. Ähnlich

wirkt auch die Zufuhr von Zitronensäure in Mineralgemischen.

Welche Krankheitszeichen deuten auf eine Übersäuerung hin?

Zum besseren Verständnis stellen wir Ihnen die wichtigsten Krankheitszeichen von Kopf bis Fuß zusammen. In der Humoraldiagnostik (dem Erkennen von Krankheiten aus der Säftelehre, einer diagnostischen Möglichkeit, die schon von Ärzten der Antike angewandt wurde) können wir diese wie in einem Bilderbuch ablesen:

Kopfbereich: häufige Kopfschmerzen ohne ersichtliche Ursache – blasse Gesichtsfarbe – empfindliche Augen mit Entzündungen der Bindehaut, der Hornhaut und der Lidränder – häufige Erkältungen sowie Stirn- und Nasennebenhöhlenentzündungen – vergrößerte Mandeln und wiederkehrende Mandel- und Halsentzündungen – Polypen – allergische Reaktionen – empfindliche Reaktionen der Zähne auf kalte und heiße Speisen – Zahnkaries – wechselnde Zahnschmerzen ohne Befund (Neuralgien) – Zahnfleischentzündungen und Zahnfleischschwund – Einrisse im Mundwinkel

Brustbereich: Bronchialerkrankungen – Entzündungen und unklare Schwellungen der weiblichen Brustdrüse, auch beim Stillen – unklarer Herzdruck ohne krankhaften EKG-Befund

Bauchbereich: Sodbrennen mit saurem Aufstoßen – Magenkrämpfe, Magenschmerzen und Magenschleimhautentzündungen bis hin zum Magengeschwür – Gallensteine – Darmkrämpfe – Brennen beim Stuhlgang, Bildung von Analekzemen – Stuhlentfärbung als Zeichen einer Leberschwäche – Reizblase – Nieren- und Blasenstein – ständig übersäuerter Urin

Wirbelsäule und Gelenke: Osteoporose (Kalkmangel durch Kalziumabbau im Knochen) – Neigung zu spontanen Knochenbrüchen bei älteren Menschen – verzögerte Heilung nach Knochenbrüchen – Rheuma, besonders Weichteilrheuma – Arthrose – Arthritis – Wirbelverschiebungen – Bandscheibenvorfall – Wirbelsäulensyndrom

Haut, Haare und Nägel: Akneerkrankungen – Schweißgeruch durch übersäuerten Schweiß – trockene Haut mit Neigung zu Hautentzündungen – Entzündungen und Ekzembildungen der Körperöffnungen – Hautpilzerkrankungen – wechselnder Juckreiz bis hin zum Nesselfieberausschlag – Brüchigkeit von Nägeln und Nagelverformungen

Allgemeiner Energiezustand: chronische Müdigkeit, Ermüdbarkeit nach längerer Schlafphase – Antriebsschwäche – Gefühl der Schwere in Armen und Beinen – kalte Hände und Füße – erhöhte Anfälligkeit für Infektionen (Erkältungen, Halsentzündungen, Bronchitiden)

Wie wirken Säuren und Basen im Organismus zusammen?

Bei der ganzheitlichen Säure-Basen-Betrachtung ist es wichtig zu wissen, wie das Zusammenspiel beider Komponenten im Körper zustande kommt:

1. Zufuhr von Säuren und Basen von außen durch die Nahrung
2. innere Bildung von Stoffwechselschlacken
3. innere Zufuhr krankhafter Säuren bei chronischer Darmgärung und bei Zuckerkrankheit
4. Ausscheidung von Säuren und Basen über Niere und Darm
5. Ausscheidung von Kohlensäure über die Lunge
6. Bildung von Salzsäure und Natriumbicarbonat im Magen
7. Regulation und Zusammenspiel dieser Organe

Was sind Heilreaktionen?

Durch das Fasten entstehen verschiedene Veränderungen im Körper. Dabei werden Stoffwechselschlacken freigesetzt, die meist aus Säuren bestehen, über das Blut zum Gehirn gelangen und dann Erscheinungen äußerster Unlust hervorrufen. Im Körper sind durch die akute Übersäuerung an schon belasteten Stellen im Muskel-, Binde- und Knochengewebe ziehende Schmerzen zu verspüren.

In dieser Zeit sollten Sie auf die Ausleitung der Säuren besonders achten. Die natürlichen Ausleitungsorgane des Menschen sind der Darm, die Nieren, die Lungen und die Haut. Der Darm wird angeregt durch milde Abführlösungen, die Niere durch ausreichendes Trinken (2–3 Liter am Tag), die Lungen durch bewusstes Ausatmen und Bewegung, die Haut durch Bürstenmassagen und Schwitzen (Sauna). So kommen Heilreaktionen zustande.

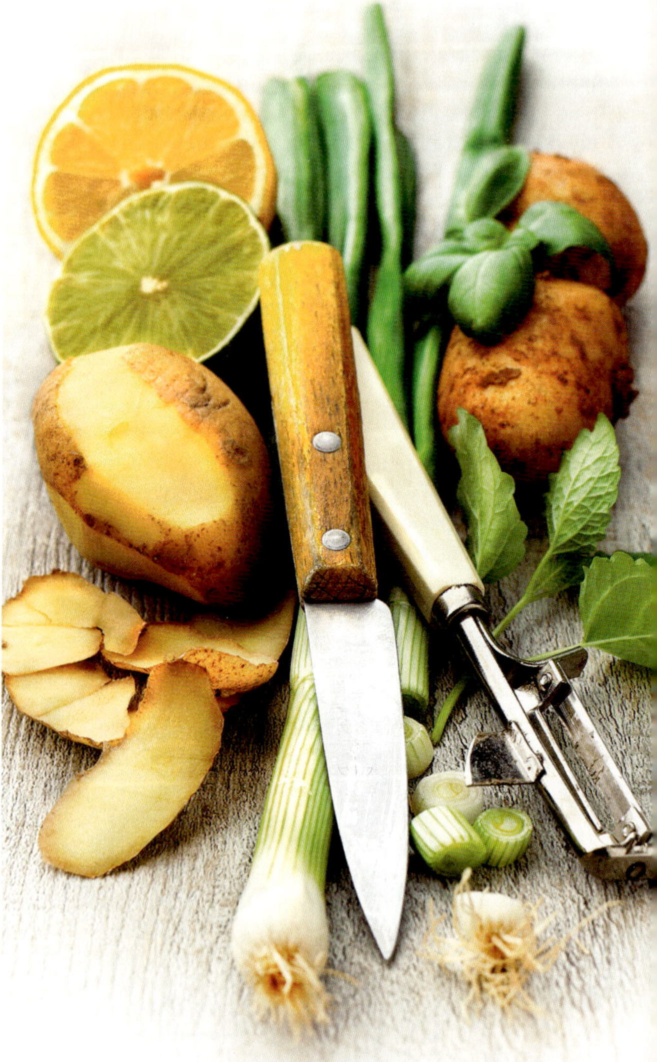

Wie setze ich mein Wissen um?

Erfahren Sie, welche Lebensmittel besonders säure- oder basenhaltig sind, welche Gerichte Sie damit kochen können und wie Sie diese am besten zusammenstellen.

Einkaufen leicht gemacht

Diese Lebensmittelübersicht erleichtert Ihnen den Einkauf und die Zusammensetzung der Lebensmittel hinsichtlich des Eiweiß- und Fettgehaltes und des Säure-Basen-Haushaltes. Alle Angaben beziehen sich auf 100 Gramm.

Grundsätzlich sollten Sie wissen, dass jene Gerichte besonders »säureüberschüssig« sind, die hohe Eiweißwerte aufweisen. Natürlich ist aber im Sinne einer gesunden Ernährung auch auf den Fettgehalt zu achten. Daher sind hier sowohl die Eiweißwerte als auch die Fettwerte pro 100 g Lebensmittel angeführt. Als Beispiel: Fleisch und Fisch sind »sauer« weil sie pro 100 g etwa 20 g Eiweiß enthalten. Käse hat gar 30 g Eiweiß konzentriert. Dagegen haben Kartoffeln nur 2 g Eiweiß und Gemüse, Salat und Obst auch sehr wenig. Daher sind Gemüse, Obst und Salate auch »basisch«.

In der Tabelle finden Sie folgende Symbole zur Bewertung eines Lebensmittels:
▲: Dieses Lebensmittel ist basisch
▶: Dieses Lebensmittel ist neutral
▼: Dieses Lebensmittel ist sauer

Ein Sonderfall ist das Hühnerei, das mit ▲▼ bewertet ist: Das Eigelb ist basisch, das Eiweiß sauer.

Lebensmittel und ihre Bewertung

Lebensmittel	Eiweiß (in %)	Fett (in %)	Bewertung
Milch (auch laktosefrei)			
Kuhmilch	3,50	3,50	▲
Schafsmilch	5,30	6,30	▲
Vorzugsmilch	3,30	3,80	▲
Milchprodukte (auch laktosefrei)			
Buttermilch	3,50	0,50	▼
Joghurt aus Trinkmilch	3,30	3,50	▼
Joghurt, fettarm	3,40	1,50	▼
Sahne, 10 % Fett	3,10	10,50	▲
Schlagsahne, 30 % Fett	2,40	31,70	▲
saure Sahne, 10 % Fett	3,10	10,00	▼
Schmant, 24 % Fett	2,60	24,00	▼
Crème fraîche, 40 % Fett	2,00	40,00	▼
Käse (auch laktosefrei)			
Feta, 45 % F. i. Tr.	17,00	18,80	▼
Frischkäse, 60 % F. i. Tr.	8,50	23,00	▼
Frischkäse, 20 % F. i. Tr.	13,20	7,50	▼
Hüttenkäse	13,60	2,90	▼
Mascarpone	4,60	47,50	▼
Mozzarella	19,90	16,10	▼
Speisequark, 40 % F. i. Tr.	11,10	11,40	▼
Speisequark, 20 % F. i. Tr	10,50	5,10	▼
Speisequark, mager	13,50	0,30	▼
Hartkäse, Schmelzkäse			
Appenzeller, 50 % F. i. Tr.	25,40	31,60	▼
Back-Camembert, 45 % F. i. Tr.	19,00	17,00	▼

Lebensmittel	Eiweiß (in %)	Fett (in %)	Bewertung
Bergkäse, 45 % F. i. Tr.	28,90	30,00	▼
Butterkäse, 60 % F. i. Tr.	17,00	34,70	▼
Camembert, 60 % F. i. Tr.	16,80	33,20	▼
Edamer, 45 % F. i. Tr.	24,80	28,30	▼
Emmentaler, 45 % F. i. Tr.	28,90	30,00	▼
Gouda, 40 % F. i. Tr.	24,70	22,30	▼
Gorgonzola	19,40	31,20	▼
Harzer, Korbkäse	30,00	0,70	▼
Kochkäse, 40 % F. i. Tr.	12,00	13,90	▼
Parmesan, 32 % F. i. Tr.	38,50	25,80	▼
Raclette-Käse, 48 % F. i. Tr.	22,70	28,00	▼
Ziegenkäse, 45 % F. i. Tr.	21,60	27,00	▼
Hühnerei			
1 Hühnerei, 58 g	6,70	6,20	▲ ▼
1 Eidotter, 20 g	3,10	6,10	▲
1 Eiweiß, 40 g	3,60	0,10	▼
tierische Fette			
Butter (Süß- und Sauerrahm)	0,70	83,20	▶
Milchhalbfett	4,80	40,50	▶
Butterschmalz	0,30	99,50	▶
Gänseschmalz	0,00	99,50	▶
Schweineschmalz	0,10	99,70	▶
pflanzliche Fette und Öle			
Erdnussöl	0,00	99,40	▶
Kokosfett (gereinigt)	0,80	99,00	▶
Leinöl (Omega-3-Fettsäuren)	0,00	99,50	▶
Maiskeimöl	0,00	99,90	▶

Lebensmittel	Eiweiß (in %)	Fett (in %)	Bewertung
Pflanzenmargarine	0,20	80,00	▶
Diätmargarine	0,20	80,00	▶
Halbfettmargarine	1,60	40,00	▶
Olivenöl	0,00	99,90	▶
Safloröl/Distelöl	0,00	99,90	▶
Sesamöl	0,00	99,50	▶
Sojaöl	0,00	99,90	▶
Sonnenblumenöl	0,00	99,80	▶
Walnussöl (Omega-3-Fettsäuren)	0,00	99,50	▶
Seefische (Omega-3-Fettsäuren)			
Flunder	16,50	0,70	▼
Heilbutt	20,10	2,30	▼
Hering	8,20	17,80	▼
Kabeljau	17,40	0,60	▼
Rotbarsch	18,20	3,60	▼
Sardine	19,40	4,50	▼
Schellfisch	17,90	0,60	▼
Scholle	17,10	1,90	▼
Seehecht	17,20	2,50	▼
Seelachs	18,30	0,80	▼
Seezunge	17,50	1,40	▼
Steinbutt	16,70	1,70	▼
Thunfisch	21,50	15,50	▼
Meeresfrüchte			
Austern	9,00	1,20	▼
Garnelen	18,60	1,40	▼
Hummer	15,90	1,90	▼

Lebensmittel	Eiweiß (in %)	Fett (in %)	Bewertung
Krebs, Flusskrebs	15,00	0,50	▼
Languste	17,20	1,10	▼
Miesmuschel	9,80	1,30	▼
Tintenfisch	15,30	0,80	▼
Süßwasserfische			
Aal, Flussaal	15,00	24,50	▼
Barsch, Flussbarsch	18,40	0,80	▼
Brasse	16,60	5,50	▼
Felchen	17,80	3,20	▼
Forelle	19,50	2,70	▼
Hecht	18,40	0,90	▼
Karpfen	18,00	4,80	▼
Lachs (Omega-3-Fettsäuren)	19,90	13,60	▼
Schleie	17,70	0,70	▼
Zander	19,20	0,70	▼
Geflügel			
Ente	18,10	17,20	▼
Gans	15,70	31,00	▼
Huhn, Brathuhn	19,90	9,60	▼
Brust mit Haut	22,20	6,20	▼
Keule mit Haut	18,20	11,20	▼
Brust ohne Haut	24,10	1,00	▼
Keule ohne Haut	20,50	3,60	▼
Muskelfleisch ohne Fett	21,90	0,80	▼
Brust	18,60	6,30	▼
Filet	20,60	3,40	▼
Keule	18,00	18,00	▼

Lebensmittel	Eiweiß (in %)	Fett (in %)	Bewertung
Kotelett	14,90	32,00	▼
Hammel und Lamm			
Muskelfleisch ohne Fett	21,90	0,80	▼
Brust	18,60	6,30	▼
Filet	20,60	1,40	▼
Kotelett	21,10	3,10	▼
Bries	17,20	3,40	▼
Leber	19,20	4,10	▼
Kalbfleisch			
Muskelfleisch ohne Fett	21,30	1,90	▼
Filet	21,20	4,00	▼
Keule	21,00	7,10	▼
Corned Beef	21,70	6,00	▼
Leber	20,30	2,10	▼
Rindfleisch			
Muskelfleisch ohne Fett	22,00	1,90	▼
Bauch	17,80	21,10	▼
Backe	9,90	55,50	▼
Schulter	17,00	22,50	▼
Eisbein	19,00	12,20	▼
Filet	21,50	2,00	▼
Keule	16,90	13,80	▼
Kotelett	20,30	7,60	▼
Kasseler	20,90	17,00	▼
Leber	20,40	4,50	▼
Wild (Omega-3-Fettsäuren)			
Hase	21,60	3,00	▼

Lebensmittel	Eiweiß (in %)	Fett (in %)	Bewertung
Hirsch	20,60	3,30	▼
Reh, Keule	21,40	1,30	▼
Reh, Rücken	22,40	3,60	▼
sonstige Fleischarten			
Kaninchen	20,80	7,60	▼
Pferd	20,60	2,70	▼
Ziege	19,50	7,90	▼
Fleisch- und Wurstwaren			
Schweinsbratwurst	9,80	28,80	▼
Fleischkäse	12,40	27,50	▼
Frankfurter Würstchen	13,10	24,40	▼
Geflügelwurst, mager	16,20	4,80	▼
Jagdwurst	14,80	16,20	▼
Leberpastete	14,20	28,60	▼
Leberwurst, mager	17,00	21,00	▼
Mettwurst/Braunschweiger	13,90	37,20	▼
Mortadella	12,40	32,80	▼
Münchner Weißwurst	11,10	27,00	▼
Salami	18,50	33,00	▼
Schinken, gekocht	19,50	12,80	▼
Schinken, geräuchert	16,90	35,00	▼
Speck, durchwachsen	9,10	65	▼
Wiener Würstchen	10,20	28,30	▼
Getreide und Mehl			
Amaranth	14,60	8,80	▼
Buchweizenkorn	10,00	1,70	▼
Maiskorn	9,20	3,80	▼

Lebensmittel	Eiweiß (in %)	Fett (in %)	Bewertung
Hirsekorn	10,60	3,90	▼
Quinoa	13,80	5,00	▼
Gerstenkorn	10,60	2,10	▼
Haferkorn	12,60	7,10	▼
Reiskorn, natur	7,40	2,20	▼
Reis, parboiled	6,50	0,50	▼
Roggenkorn	8,70	1,70	▼
Dinkelkorn	11,60	2,70	▼
Vollkornmehl	10,60	1,90	▼
Stärkemehle			
Kartoffelstärke	0,60	0,10	▼
Maisstärke	0,40	0,10	▼
Reisstärke	0,80	0,00	▼
Weizenstärke	0,40	0,10	▼
Backwaren			
Roggenbrot	6,20	1,00	▼
Weizenmischbrot	6,20	1,10	▼
Weizentoastbrot	6,90	4,50	▼
Vollkornbrot	7,80	1,00	▼
Baguette	7,90	0,70	▼
Knäckebrot	10,00	1,00	▼
Teigwaren			
Eier-Teigwaren	13,00	3,00	▼
Spaghetti ohne Ei	12,50	1,20	▼
Vollkornnudeln	15,00	3,00	▼
Hülsenfrüchte			
frische Sprossen	4,00	0,70	▲

Lebensmittel	Eiweiß (in %)	Fett (in %)	Bewertung
weiße Bohnen	22,00	1,60	▼
Erbsen	23,00	1,40	▼
Linsen	23,50	1,40	▼
Sojabohnen	33,70	18,10	▲
Sojakäse (Tofu)	8,00	5,00	▲
Samen und Nüsse			
Cashewnuss	17,20	42,00	▼
Erdnuss, geröstet	26,40	48,10	▼
Haselnuss	13,10	28,00	▼
Kastanie/Marone	3,40	1,90	▼
Kokosnuss, reif	3,90	36,50	▼
Leinsamen, ungeschält	24,00	30,90	▼
Mandeln	19,90	54,00	▲
Mohnsamen	20,00	41,00	▼
Macadamianuss	7,50	73,00	▼
Paranuss	14,00	67,00	▼
Pinienkerne	13,00	60,00	▼
Pistazienkerne	20,80	51,60	▼
Sesamsamen	17,70	50,00	▲
Sonnenblumenkerne, geschält	22,50	49,00	▲
Walnuss (Omega-3-Fettsäuren)	15,00	62,00	▼
Gemüse			
Aubergine	1,20	0,20	▲
Bleichsellerie	1,20	0,20	▲
Blumenkohl	2,40	0,30	▲
grüne Bohnen	2,40	0,30	▼
Brokkoli	3,30	0,20	▲

Lebensmittel	Eiweiß (in %)	Fett (in %)	Bewertung
Chicorée	1,30	0,20	▲
Chinakohl	1,20	0,30	▲
grüne Erbsen	5,80	0,50	▼
Frühlingszwiebel	2,00	0,50	▲
Grünkohl	4,30	0,90	▲
Gurke	0,60	0,20	▲
Kartoffel	2,00	0,10	▲
Knoblauch	6,10	0,10	▲
Knollensellerie	1,60	0,30	▲
Kohlrabi	2,00	0,10	▲
Kürbis	1,00	0,10	▲
Karotte	1,10	0,20	▲
Mangold	2,10	0,30	▲
grüne Oliven	1,40	13,30	▲
Porree/Lauch	2,20	0,30	▲
Rosenkohl	4,50	0,30	▲
Rhabarber	0,60	0,10	▼
Rote Bete	1,50	0,10	▲
Rotkohl	1,50	0,20	▲
Sauerkraut	1,50	0,30	▲
Schnittlauch	3,60	0,70	▲
Schwarzwurzel	1,40	0,40	▲
Spargel	1,90	0,10	▼
Spinat	2,50	0,30	▲
Tomate	1,00	0,20	▲
Weißkohl	1,30	0,20	▲
Wirsing	3,00	0,40	▲

Lebensmittel	Eiweiß (in %)	Fett (in %)	Bewertung
Zucchini	1,60	0,40	▲
Zuckermais	3,00	1,20	▲
Zwiebel	1,30	0,30	▲
Salate			
Brunnenkresse	1,60	0,30	▲
Chicorée	1,30	0,20	▲
Endivien	1,80	0,20	▲
Eisbergsalat	0,70	0,30	▲
Feldsalat	1,80	0,40	▲
Gartenkresse	4,20	0,70	▲
Gurke	0,60	0,20	▲
Radicchio	1,20	0,20	▲
Rettich	1,00	0,20	▲
Tomate	1,00	0,20	▲
Pilze			
Austernpilz	2,40	0,10	▲
Champignon	2,70	0,20	▲
Morchel	1,70	0,30	▲
Pfifferling	1,60	0,50	▲
Steinpilz	2,80	0,40	▲
Trüffel	5,50	0,50	▲
Obst			
Ananas	0,40	0,20	▲
Apfel	0,30	0,60	▲
Aprikose	1,00	0,10	▲
Avocado	1,90	23,50	▲
Banane	1,10	0,20	▲

Lebensmittel	Eiweiß (in %)	Fett (in %)	Bewertung
Birne	0,50	0,30	▲
Brombeere	1,20	0,20	▲
Erdbeere	0,80	0,40	▲
Feige	1,30	0,40	▲
Grapefruit	0,50	0,10	▲
Heidelbeere	0,70	0,60	▲
Himbeere	1,30	0,30	▲
Honigmelone	0,90	0,10	▲
Johannisbeere	1,10	0,20	▲
Kirsche	0,90	0,30	▲
Kiwi	0,90	0,60	▲
Mandarine	0,60	0,30	▲
Papaya	0,60	0,10	▲
Passionsfrucht	2,40	0,40	▲
Pflaume	0,60	0,20	▲
Preiselbeere	0,30	0,50	▲
Sultanine	1,80	0,00	▲
Zitrone	0,70	0,60	▲

Mahlzeiten richtig zusammenstellen

Um Ihr Gewicht zu halten, ist es günstig, am Abend so wenig wie möglich zu essen. Dafür sollte aber tagsüber so viel wie möglich getrunken werden. Um das Trinken nicht zu vergessen, stellen Sie am besten einen schönen Glaskrug mit einem Zweig frischer Zitronenmelisse oder Minze, aufgefüllt mit kaltem Wasser, vor sich auf den Tisch. Eventuell geben Sie noch eine Scheibe Orange oder Zitrone ins Wasser, dann sieht es besonders ansprechend aus. Gutes Wasser ist nach wie vor das beste Getränk. Denken Sie aber auch an ausreichend Bewegung, um Ihren Stoffwechsel zu unterstützen, und stellen Sie Ihre Mahlzeiten wie folgt zusammen:

So können Sie Ihre Mahlzeiten zusammenstellen

Art der Speise	Bewertung	Das können Sie dazu kombinieren
Salate		
Grüner Salat, Kaisersalat, Feldsalat	▲	hochwertiges, kaltgepresstes Pflanzenöl
Endiviensalat	▲	warme Kartoffelscheiben
Kopfsalat, Eissalat	▲	hochwertiges Olivenöl
Kartoffelsalat	▲	hochwertiges Pflanzenöl
Gemüsesalate	▲	frische Kräuter und hochwertiges Olivenöl
Suppen		
sämtliche Gemüse-Basensuppen	▲	evtl. 1 EL bestes kaltgepresstes Leinöl
sämtliche Gemüsebouillons	▲	Gemüse -Einlage
sämtliche klare Gemüsesuppen	▲	Einlage (Eidotter)
kalte Vorspeisen		
sämtliche Antipasti	▲	bestes kaltgepresstes Pflanzenöl
Auberginenröllchen	▼▲	Vollwertbrot
gegrillte Zucchini	▲	hochwertiges Olivenöl
gekochter Brokkoli, Blumenkohl	▲	hochwertiges Olivenöl
Fenchel, Sellerie, Karotten	▲	hochwertiges Pflanzenöl

Art der Speise	Bewertung	Das können Sie dazu kombinieren
Gemüseauflauf	▼▲	Schmant oder Sauerrahm
Fleischgerichte		
fettarme, kleine Portionen	▼▲	Kartoffeln und Gemüse
Fischgerichte		
fettarme, kleine Portionen	▼▲	Kartoffeln und Gemüse
Meeresfisch	▼▲	Kartoffeln und Gemüse
Süßwasserfisch	▼▲	Kartoffeln und Gemüse
Meeresfrüchte	▼▲	Kartoffeln und Gemüse
Desserts		
Vollwerttorte und Kuchen	▼▲	Fruchtcreme
Apfelstrudel	▼▲	Sahne
Topfenstrudel	▼▲	Vanillesoße
Milchcreme	▲	Früchte
Apfelcreme	▲	Sahne

Ihre Checkliste für mehr Wohlbefinden

- Ziehen Sie Bio-Produkte vor.
- Achten Sie auf die Vollwertigkeit Ihrer Lebensmittel.
- Essen Sie mehr Vollwertprodukte und weniger Weißmehlprodukte. Bedenken Sie, dass fein gemahlenes Vollwertbrot meist leichter ist als grobes Vollkornbrot.
- Übertreiben Sie nicht beim Frischkornmüsli: 1–2 EL Getreide genügen. Meiden Sie zu Anfang 5-Korn-Mischungen, um zu testen, was Sie gut vertragen.

- Achten Sie auf die Jahreszeit, was den Einkauf von saisonalem, heimischem Gemüse und Obst betrifft.
- Essen Sie wenig und selten Fleisch, dafür mehr Fisch. Beides sollte beste Qualität haben. Achten Sie stets auf die Herkunft, Haltung und Fütterung der Tiere.
- Fettarme Putenwürste mit 4 bis 5% Fett sind fettreichen Schweinewürsten mit bis zu 45% Fett vorzuziehen.
- Meiden Sie Rindsuppen, Bouillons und Consommés aus Knochen und Fleisch. Genießen Sie lieber klare oder pürierte Gemüsesuppen, Kartoffelsuppen und Gemüsebouillons mit Einlagen.
- Denken Sie daran, täglich ausreichend zu trinken (bis zu 3 Liter). Gutes Leitungswasser und kohlensäurearmes Mineralwasser, Gemüsebrühe und dünn gebrühte Kräutertees sind empfehlenswert.
- Nutzen Sie fettarme Küchentechniken wie Dünsten, druckfreies Dämpfen, Braten, Grillen und Kochen. Meiden Sie den Mikrowellenherd, und verwenden Sie stattdessen ein Dampfgerät.
- Verwenden Sie keine hochwertigen, kaltgepressten Öle zum Erhitzen. Zum Anbraten nehmen Sie grundsätzlich nur warm oder heiß gepresste Pflanzenöle (Rapsöl für Fleisch, Olivenöl für Fisch), zum Anschwitzen (ohne zu Rösten) wenig Butter (evtl. mit Öl gemischt).
- Sparen Sie grundsätzlich auch mit dem besten Speisesalz und würzen Sie stattdessen mehr mit frischen Kräutern, möglichst aus biologischem Anbau.
- Essen Sie wenn möglich mittags warm, nehmen Sie abends – wenn überhaupt – nur eine kleine warme (Suppe oder Gemüsegericht) oder kalte Mahlzeit (Fladen mit Brotaufstrich und Kräutertee) zu sich.

- Nach dem Frühstück und Mittagessen fünf Stunden nichts zu essen und keinen Alkohol oder gesüßte Getränke zu trinken fördert die Fettverbrennung.
- Eine magenwärmende Kartoffel- oder Gemüse-Basen-Suppe ist mittags wie abends zu empfehlen.
- Trennen Sie Eiweiß und Kohlenhydrate in einer Mischkost (essen Sie zu Fleisch oder Fisch nur Gemüse), vor allem dann, wenn Sie einen anstrengenden Tag hatten. Sie entlasten damit Ihren ermüdeten Verdauungstrakt und sparen Verdauungsenergie.
- Ordnen Sie für sich die Zusammensetzung der Speisen in Bezug auf den Säuren-Basen-Haushalt – auch im Restaurant, wenn Sie das Essen bestellen.
- Decken Sie Ihren Tisch stets nett und freundlich, damit Sie Ihr Essen in Ruhe und mit Appetit genießen können. Denken Sie daran: »Auch die Freude am Essen hält gesund«!
- Eine vernünftige Ernährung sollte man über Wochen und Monate sehen. Ein Tag allein ist kein Parameter.

Ausgewogen essen im Restaurant

In der Regel ist die Zusammensetzung der Speisen in Hotels, Restaurants und Gaststätten von einem vernünftigen Säure-Basen-Gleichgewicht meilenweit entfernt. Dies liegt vor allem an mangelnder Kenntnis und unseren völlig falschen Essgewohnheiten.

Da es in diesen Restaurants häufig preiswertere Menüempfehlungen gibt, können Sie diese mithilfe der nachfolgenden Tabelle im Sinne des Säure-Basen-Haushalts ausgewogen zusammenstellen. Sie können aber auch aus der Tageskarte einzelne Gerichte zu einem ausgeglichenen »Säure-Basen-Menü« kombinieren. Neben diesem Aspekt sollten Sie aber auch auf die Zubereitungsmethode achten. So ist ein paniertes, gebackenes Wiener Schnitzel mit Pommes frites besonders »saüreüberschüssig«. Gibt es vorher eine Rindsuppe mit Frittaten (in Streifen geschnittene Pfannkuchen) oder Leberknödel, so ist auch diese Suppe besonders »säureüberschüssig«. Isst man hinterher eine Sachertorte, so ist auch diese »säureüberschüssig«. Lediglich der Tupfer Sahne wäre »basisch«.

Genauso sieht es aus mit einem weiteren beliebten Menü: Fleischsuppe (Bouillon oder Consommé) mit Einlage (sauer), gefolgt von Schweinebraten mit Semmelknödel (sauer) und hinterher Strudel oder Kuchen (sauer). Entschärfen können Sie solche Gerichte, indem Sie vorweg einen Salat (basisch) oder eine Gemüsesuppe (basisch) wählen. Das Fleischgericht sollte als Bratenstück im Ganzen, als Naturschnitzel, natur gebraten oder gegrillt zubereitet werden (dadurch wird es auch leichter bekömmlich). Dazu die »basischen« Kartoffeln als gedämpfte Petersilienkartoffeln (statt Pommes Frites). Als Dessert eignen sich eine Vanillecreme, Fruchtcreme, frisches Obst oder gelegentlich eine Roulade oder ein Stück Vollwertkuchen.

Dass die Zubereitung hinsichtlich des »Säure-Basen-Haushaltes« eine entscheidende Rolle spielt, merken Sie daran, dass Pommes frites sauer und Dampfkartoffel basisch sind. Natürlich spielt zu guter Letzt auch Ihre Tagesverfassung, die Esskultur und die verzehrte Menge der Speisen eine große Rolle dabei, ob Sie das Essen gut oder schlecht vertragen, ob Sie hinterher unter Völlegefühl zu leiden haben, ob Sie Sodbrennen bekommen oder ob es Ihnen »aufstößt«. Hierbei spielt auch das verwendete Fett eine beachtliche Rolle. In vielen Restaurants wird das Fett zu billig eingekauft, zu hoch erhitzt und zu wenig oft gewechselt. Das können Sie zu Hause besser kontrollieren. Sie können also auf diese einfache Weise sehr viel für Ihr Wohlbefinden tun.

Wenn es Ihnen einmal nicht so gut gehen sollte, essen Sie am besten vegetarisch. Andernfalls wählen Sie zur Verdauungsentlastung bei Fisch- oder Fleischgerichten am besten »Trennkost«. Das heißt, Sie nehmen zu Eiweißgerichten einfach nur Gemüse als Beilage, in diesem Fall auch keine Kartoffeln und schon gar nicht säureüberschüssige Nudeln, Reis, Brot oder Knödel, sondern wirklich nur basisches Gemüse in allen Variationen. Sie entlasten damit Ihre Verdauung und sparen dadurch Verdauungsenergie ein, die Sie somit als mehr Lebensenergie zur Verfügung haben.

Säure-Basen-Menüvorschläge

Suppen

Säureüberschüssig	Entschärfung durch basische Beilagen/Alternativen
Rindsuppe mit Frittaten oder Nockerln	pürierte Kartoffel- oder Gemüsesuppe, Gemüseeinlage
Consommé mit Nudeln	klare Gemüsesuppe mit Gemüseeinlage
Bouillon mit Einlagen	Gemüsebouillon mit Eidotter, Nudeln oder Nocken
Tütensuppen mit Suppenpulver	Gemüsecremesuppe, Basensuppe ohne Suppenpulver
fertige Cremesuppen	Kartoffelsuppe, Kräutersuppe

Kalte Vorspeisen

Säureüberschüssig	Entschärfung durch basische Beilagen/Alternativen
Lachstatar mit Toast	Pellkartoffeln und Blattsalat
Schinkenröllchen mit Brot	Gemüsesalat und warme Kartoffeln
Fischvorspeise mit Brot	grüner Salat, warmes Gemüse
Fleischvorspeise mit Brot	Dampfkartoffeln, grüner Salat
Cocktail von Fisch mit Mayonnaise	Sauerrahm, Salat und Gemüse
Rohschinken, Prosciutto	auf Antipasti, mit Gemüse, Salat
Sülze von Fleisch und Fisch	viel Gemüseeinlage, grüner Salat

Säureüberschüssig	Entschärfung durch basische Beilagen/Alternativen
Beefsteaktatar mit Toast	Vollkornbrot, Gemüse, Salat
Brettljause mit Speck u. Brot	vorweg eine Gemüsesuppe

Warme Speisen

Säureüberschüssig	Entschärfung durch basische Beilagen/Alternativen
Fisch mit Nudeln	Kartoffeln, Gemüse, Salat
Fleisch mit Reis	Kartoffeln, Gemüse, Salat
Spaghetti mit Fleischsugo	Gemüsesugo, Gemüse, Salat
Bandnudeln mit Scampi	Kartoffeln, Gemüse, Salat
Meeresfrüchte mit Reis	Gemüse, Kartoffeln, Salat
Toast mit Ketchup	Vollkornbrot, Salat
Rindfleischsalat mit Brot	Gemüse, Salat
gebackene Champignons	gebratenes Gemüse, Salat
gebackene Calamares	gegrilltes Gemüse, Salat, Kartoffeln
gebackenes Gemüse	gedünsteter, gedämpfter Salat, Kartoffeln
Kaviar/Pasteten	Gemüse, Salat, Kartoffeln

Fleischgerichte

Säureüberschüssig	Entschärfung durch basische Beilagen/Alternativen
Wiener Schnitzel mit Erbsenreis	Petersilienkartoffeln, Salat in jeder Form
Pariser Schnitzel mit Pommes frites	Dampfkartoffeln, gemischter Salat, jede andere Kartoffelbeilage
Rostbraten mit Nudeln	Kartoffelpüree, Salat in jeder Form
Schweinebraten mit Semmelknödel	Kartoffelknödel, Salat in jeder Form
Naturschnitzel mit Reis	Gemüse, Kräuterkartoffeln, Salat

Säureüberschüssig	Entschärfung durch basische Beilagen/Alternativen
Cordon bleu mit Pommes	Ofenkartoffeln, Salat, Gemüse
Pariser Schnitzel mit Reis	Gemüse, Kartoffeln, Salat
Putenbraten mit Nudeln	Gemüse, Kartoffeln, Salat
Filetsteak mit gebackenen Kartoffeln	Bratkartoffeln, Salat, Gemüse
gegrillte Medaillons mit Nudeln	Gemüse, Kartoffelbeilage, Salat
Lammkotelett auf Risotto	Kartoffeln, Salat, Gemüse
Brathuhn mit Pommes	Petersilienkartoffeln, Salat, Gemüse
Hamburger in Weißbrot	Gemüse, Salat
Gulasch mit Brötchen	Dampfkartoffeln, Salat
Rinderragout mit Nudeln	Kartoffelpüree, Salat, Gemüse
Rinderbraten mit Serviettenknödeln	Kartoffelpüree, Salat, Gemüse

Fischgerichte

Säureüberschüssig	Entschärfung durch basische Beilagen/Alternativen
Lachsforelle, Zander, Saibling, Hecht	Kräuterkartoffeln, Salat, Gemüse
Forelle, Karpfen, Barsch, Aal, Waller	Blattspinat, jedes Gemüse, jeder Salat
sämtliche anderen Fische	Dampfkartoffeln, Salat, Gemüse
Seezunge Müllerin Art	Wurzelgemüse, Salat, Kartoffeln
Forelle blau	Dampfkartoffeln, Salat, Gemüse
Fischsalat mit Brötchen	Gemüse, Salat, Kartoffeln
Fischragout mit Reis	Kartoffeln, Salat, Gemüse
Muscheln mit Nudeln	Gemüse/Kartoffeln, Salat
gebackener Fisch	gegrillt mit Kartoffeln, Salat, Gemüse
Fisch-Mayonnaise-Salate	Sauerrahm/Joghurt, Salat, Gemüse

Säureüberschüssig	Entschärfung durch basische Beilagen/Alternativen
Hummer, Languste	Gemüseratatouille, Salat, Kartoffeln
Scampi, Muscheln	Kartoffeln/Gemüse, Salat
Krebse, Shrimps	Kartoffeln/Gemüse, Salat

Desserts

Säureüberschüssig	Entschärfung durch basische Beilagen/Alternativen
sämtliche Kuchen und Torten	nur selten, klein, mit Vollwertmehl, Obst, Sahne
Biskuitroulade, Gebäck	aus Vollwertmehl, Obst, Sahne
Fertigcreme/Pudding	selbstgemacht mit Milch, Obst
Weißmehlgebäck	aus Vollwertmehl, Obst, Sahne
Auflauf/Soufflé	nur selten und mit Honig, Obst, Sahne
Eisbecher	basisch, aber hoch kalorisch

Speisen richtig zusammenstellen

- Auf dem Teller sollte bei Ihren Eiweißmahlzeiten der Fleisch- oder Fischanteil nicht dominieren – wie in Restaurants und Gaststätten üblich. Eine Eiweißmahlzeit sollte seltener (2–3 Mal pro Woche) genossen werden und stets kleiner sein als die Beilage. Ideal wäre ein Verhältnis von 40 % Fleisch oder Fisch zu 60 % Gemüse und Kartoffeln.

- Die viel gepriesene Rohkost kann gären: Salat, frisch gepresster Obstsaft und Obst in jeder Form sind tagsüber empfehlenswert, aber nicht am Abend. Diese Lebensmittel können sich belastend auswirken, weil sie im Magen-Darm-Trakt beginnen zu vergären und Fuselalkohole und Gase erzeugen. Das führt oft zu Blähungen und Aufstoßen. Natürlich entscheidet auch hier die Menge: Ein Apfel ist basisch, zehn Äpfel aber bewirken das Gegenteil und führen zu einem Säureüberschuss. Wie sagte schon Paracelsius: »Die Menge macht's, ob es ein Gift ist oder nicht!«

- Frisch gepresster Orangensaft (im Übermaß sauer) verändert sich schon nach wenigen Minuten im Glas sichtlich. Daher sollten solche Säfte immer nur in kleinen Mengen (etwa ⅛ l) evtl. mit etwas Wasser verdünnt und in kleinen Schlucken zum Frühstück getrunken werden. Jedes »Zuviel« führt zu Übersäuerung. Noch ein Tipp zum Essen: Versuchen Sie entweder vor oder nach dem Essen zu trinken und nicht während des Essens. Das verdünnt die Verdauungssäfte und beeinträchtigt sie in ihrer Wirksamkeit. Konsumieren Sie frisch gepresstes Obst und gesüßte Säfte keinesfalls am Abend.

- Basenfreundlich den Durst löschen: In der Säure-Basen-Ernährung will auch der Aspekt des Trinkens berücksichtigt sein. Auch hier können Sie der Basenbilanz auf die Sprünge helfen. Basenreich sind kalzium- und magnesiumreiche Mineralwässer bzw. Heilwässer, Basenbrühen und sämtliche dünn gebrühten Kräutertees. Das natürliche Wasser wirkt als Durstlöscher nach wie vor am besten. Zur Säurebilanz tragen die oft literweise konsumierten, säurebildenden oder säurehaltigen Getränke bei: Kaffee, kurz gezogener (koffeinreicher) Schwarz-, Grün- oder Pu-Erh-Tee, Mate (die Gerbsäuren in weniger als 5 Minuten gezogenem Tee werden nicht nennenswert in den Körper aufgenommen.), Energy Drinks, Limonaden und Colagetränke (hoher Zuckergehalt, hoher Gehalt an organischen Säuren, zum Teil schwer flüchtig) sowie Alkohol.

- Käse ist ebenfalls sauer und am Abend schwer verdaulich. Er belastet Sie mit seinem konzentrierten Eiweiß- und Fettgehalt. Die meisten Käsesorten haben im Schnitt etwa 45 % Fett und 35 % Eiweiß. 100 g Käse enthalten so gesehen fast doppelt so viel Eiweiß wie Fleisch oder Fisch. Wir wissen ja: Je mehr Eiweiß in einem tierischen Produkt vorhanden ist, desto säurenüberschüssiger ist es. Gereifter Schimmelkäse ist besonders sauer. Am wenigsten sauer und fett sind Quark, Kochkäse (Gelundener Harzer) und Frischkäse in jeder Form, auch Schafskäse gehört dazu.

- Wenn sich ein Gesellschaftsessen am Abend nicht vermeiden lässt, lassen Sie bei mehrgängigen Menüs einfach ein, zwei oder drei Gänge ausfallen. Bestellen Sie Ihr Menü auf Basis der Säure-Basen-Tabelle. Machen Sie das nur für sich und verzichten Sie auf Belehrungen anderen gegenüber. Bestellen Sie mehr basische Kartoffeln (keine Pommes frites) oder besser nur basisches Gemüse (Karotten, gelbe Rüben, Sellerie, Petersilienwurzeln, Spinat, Fenchel oder Mischgemüse) zu einer kleinen Portion Fleisch oder Fisch. Wenn Sie die Möglichkeit haben, wählen Sie vegetarische Mahlzeiten aus. Falls möglich, wählen Sie statt Weißmehlprodukten Vollwertgetreide oder -nudeln. Dazu sollten Sie am besten gedünstetes oder gedämpftes Gemüse kombinieren. Verzichten Sie abends in jedem Fall auf Rohkost und Salat in jeder Form (außer gekochtes Gemüse oder Kartoffeln) und auf Käse (mit Weintrauben) als Nachtisch. Das wird Ihnen besonders gut tun.

- Wenn Sie aus gesellschaftlichen Gründen oder einfach so am Vortag etwas mehr als üblich gegessen oder getrunken haben, so sollten Sie dies im Sinne einer übergeordneten Ernährung am nächsten Tag wieder ausgleichen. Essen Sie dann besonders wenig oder legen Sie einen Kräutertee-Fastentag zur Entsäuerung ein. Das könnten Sie zur eigenen Erleichterung grundsätzlich einmal pro Woche tun.
- Achten Sie auf die Esskultur nach F.X. Mayr und bedenken Sie, dass Ihre Verdauungsorgane am Abend genauso müde sind wie Sie selbst und dadurch weniger leisten und auch vertragen als morgens und über den Tag.

Praktische Küchentipps

Damit Sie direkt in Ihren neuen Säure-Basen-Alltag starten können, haben wir hier noch einige Küchentipps für Sie zusammengestellt. Wie Sie durch das Einsparen von Eiweiß die Säurezufuhr niedrig halten können. Wie Sie Fett einsparen und die guten Öle verwenden. Wie Sie mit guten Kohlenhydraten den Blutzuckerspiegel stabil halten. Wie Sie Speisen zusammenstellen und basische Desserts zaubern können – hier erfahren Sie es.

In welcher Form sind Hühnereier am verträglichsten?

Ein weich gekochtes Ei zum Frühstück oder am Abend ist leicht verdaulich, ein hartes und gebratenes Ei ist schon wegen der Kruste schwer verdaulich. Das Eigelb ist basisch, das Eiklar ist sauer.

Wie bereite ich säurereduzierte Marmelade zu?

Vorbei sind die Zeiten, in denen 1 kg Frucht auf 1 kg Zucker zur Zubereitung von Marmelade verwendet wurde. Der Zucker ist stark sauer, die Früchte sind basisch. Auch mit 25 % Zucker oder Honig schmeckt die Marmelade, hält allerdings nicht jahrelang. Auch mit gefrorenen Früchten ist im Nu eine Marmelade gemixt. Wenn Sie auf Zucker in jeder Form verzichten möchten, nehmen Sie zur Hälfte gut ausgereifte heimische Äpfel (säuerlich). Diese schälen, entkernen, kleinschneiden und zur Hälfte mit gut gereifter Mangofrucht 2-3 Minuten dünsten, dann pürieren. In ein Glas mit Schraubverschluss füllen und in den Kühlschrank stellen. Hält wochenlang.

Wie bereite ich Fleisch oder Fisch ohne Fett zu?

Sie können auf das Anbraten von gewürztem Huhn, Fleisch oder Fisch mit Fett verzichten, indem Sie es im Backofen, bei Ober- und Unterhitze (200 °C) bräunen, umdrehen, mit eigenem Saft begießen, und gleich mit groß geschnittenem Gemüse, Zwiebeln und Kartoffeln (½ Stunde vor Fertigwerden dazugeben) in einer Kasserolle garen. Das geht auch gut im Römertopf oder in der Klarsichtfolie bzw. im Folienschlauch. Größere Bratenstücke können auch bei Niedrigtemperatur (70 °C) über Stunden gegart werden. Dadurch werden sie rosa und besonders zart. Den gewürzten Fisch im Ganzen auf ein geeignetes Blech mit Rand oder in eine geeignete Form geben. Zuunterst etwas grobes Meersalz geben. Den Fisch drauflegen und mit grobem Meersalz völlig bedecken. Im vorgeheizten Ofen je nach Größe (bei einer Forelle zum Beispiel ca. 15 Minuten) bei 200 °C im Backofen garen. Das Salz entfernen, den Fisch filetieren und anrichten.

Servieren Sie zu Fleisch und Fisch Gemüse-Basensoßen oder garen Sie das Gemüse und die Kartoffeln gleich mit. Achten Sie darauf, dass Sie im Bratengeschirr auch genug Platz zum Umdrehen und zur Farbgebung haben. Um Missverständnissen vorzubeugen: Es geht nicht darum, das Fett ganz aus der Küche zu verbannen, sondern darum, die Zubereitungsfette (keine kalt gepressten Öle) auf ein vernünftiges Maß zu reduzieren. Fett ist wichtig, einige hochwertige Pflanzenöle sind sogar lebensnotwendig. Außerdem wird Fett als Geschmacksträger und zur Aufnahme bestimmter fettlöslicher Vitamine benötigt. Beschichtete Pfannen sind daher für Kurzgebratenes gut geeignet. Messen Sie einmal das Fett mit einem Esslöffel (5 g) und einem Teelöffel (3 g), um einen besseren Überblick zu erhalten.

Wie spare ich Öl?

Gießen Sie das Öl zum Braten nicht direkt aus der Flasche in die Pfanne. Halten Sie auch nicht den Finger drauf. Wenn zu viel herausläuft, bekommen Sie das Öl nicht mehr zurück in die Flasche. Nehmen Sie ein kleines Gefäß mit Öl und bestreichen Sie die Pfanne oder die Bratfläche mit einem Pinsel. So haben Sie eine bessere Kontrolle. 1 TL Öl entspricht 3 g Fett und reicht zum Braten für eine Portion Fleisch oder Fisch in der beschichteten Pfanne völlig aus. Wenn Sie bei der Zubereitung Fett einsparen, können Sie Ihre gekochten Speisen hinterher mit guten kaltgepressten Ölen veredeln. Das geht aber nur, wenn Sie fettarme Lebensmittel einkaufen und bei der Zubereitung Fett einsparen, sonst wird die von der DGE vorgegebene Fettrelation (30% der Ganztagsenergiemenge) bei Weitem überschritten.

Was bedeutet bei Käse die Angabe 45 % Fett i. Tr.?

Die Prozentangabe »Fett i. Tr.« (Fett in Trockensubstanz ohne Wasser) geteilt durch zwei ergibt in etwa den realistischen Fettanteil in Gramm je 100 g Käse. Je mehr Schimmelbildung oder Edelreife der Käse hat, desto »saurer« ist er. Am günstigsten aus dieser Sicht ist immer fettarmer Frischkäse.

Wie lagere ich Fleisch am besten?

Fleisch sollte nicht längere Zeit in Plastikverpackungen aufbewahrt werden. Zumindest sollte es einige Stunden vor der Zubereitung ausgepackt und gelüftet werden. Vor der Verarbeitung sollten Sie das Fleisch immer waschen und mit Küchenkrepp abtrocknen. Packen Sie Fleisch nach dem Einkauf gleich aus. Zur Aufbewahrung eignen sich Hartplastik-, Porzellan- oder Metallschüsseln, die mit einem Teller oder atmungsaktiver Folie abgedeckt werden. Die Lagerdauer im Kühlschrank

(2–3 °C) beträgt für rohes Fleisch, das bereits vor dem Verkauf abgehangen wurde, 1–2 und für bereits zubereitetes Fleisch 2–3 Tage. Rohes Hackfleisch sollten Sie laut Lebensmittelverordnung unbedingt am selben Tag noch verbrauchen. Bei eventueller Vorratshaltung: Frieren Sie größere Fleischstücke grundsätzlich erst nach dem Abliegen bzw. Reifen ein, sonst verlieren sie beim Auftauen (über Nacht im Kühlschrank) zu viel Saft und werden auch noch zäh.

Was sollte ich bei Geflügel beachten?

Die Gefahr einer Salmonelleninfektion ist bei Geflügel besonders groß. So groß, dass viele Krankenhäuser und Gemeinschaftsbetriebe aus Angst gar kein frisches Geflügel mehr verkochen. Kochen und Braten tötet Salmonellen zwar ab, doch die Minusgrade in der Gefriertruhe überstehen Salmonellen sehr gut. Kritisch ist also der Umgang mit rohem Geflügel und Fleisch. Für die Küche gilt: Vermeiden Sie den Kontakt von Fleisch und anderen Lebensmitteln. Lagern Sie Geflügel möglichst getrennt und nicht mit Käse oder Milchprodukten zusammen. Spülen Sie Schüsseln oder Bretter, Bürsten und Lappen nach Gebrauch gründlich mit viel heißem Wasser – Ihre Hände natürlich auch. Garen Sie das Geflügel immer gut durch.

Wie bleiben Mineralstoffe und Vitamine im Gemüse erhalten?

Mineralstoffe waschen sich leicht aus, da die meisten sehr gut wasserlöslich sind (z. B. Kalium und Magnesium). Garmethoden zerstören die Mineralstoffe kaum.

Vitamine jedoch sind bei der Nahrungszubereitung insgesamt empfindlicher, da hier nicht nur Wasser, sondern auch Licht, Sauerstoff und Wärmezufuhr negativ wirken. Fettlösliche Vitamine sind hitzebeständiger (10–20% Verlust) als wasserlösliche (Vitamin C, Folsäure, Thyamin). Bis zu 80% Vitamin C können unter Hitzeeinwirkung verloren gehen. Die beste und wertschonendste Garmethode bei Gemüse und Kartoffeln ist Dünsten oder Dämpfen ohne Druck.

Wie bereite ich Gemüse am schonendsten zu?

Das Dünsten von Gemüse angeschwitzt in etwas Butter und aufgegossen mit etwas Mineralwasser oder Gemüsebrühe garantiert die meisten Inhaltsstoffe. So zubereitet schmeckt Gemüse auch am besten. Der Unterschied zum Dämpfen (im Kocheinsatz oder mit einem Dampfgerät) besteht darin, dass das Gemüse mit etwas Flüssigkeit und Butter weich gedünstet wird. Die Flüssigkeit sollte verdampft sein, wenn das Gemüse fertig ist. Zum Dämpfen im Wasserdampf gibt es im Handel bereits gute Dampfgeräte, die ohne Druck funktionieren.

Wie bereite ich frischen Spinat schonend zu?

Blattspinat verliert wertvolle Inhaltsstoffe, wenn er in Restaurants fälschlicherweise pochiert und danach zur Farberhaltung in kaltes Wasser gelegt wird. Das sollten Sie vermeiden. Dünsten Sie den sauber geputzten, gewaschenen und gut abgetropften Spinat in einer Pfanne mit wenig Butter und evtl. klein geschnittenen Schalotten und Knoblauch an, bis er zusammenfällt. Das dauert nur 1–2 Minuten. Würzen Sie mit Salz, Pfeffer und Muskat nach. Wollen Sie den Spinat cremig, dann geben Sie statt fettreicher Sahne besser 2 EL Basensoße (S. 88) dazu, das spart Kalorien.

Wie zaubere ich leichte Cocktailsoßen für gegrilltes Gemüse?

Nehmen Sie statt gekaufter, fetter Mayonnaise mit billigsten Ölen besser eine selbst gemachte Mayonnaise mit hochwertigem Pflanzenöl. Dann mischen Sie diese zur Hälfte mit Schmant oder Sauerrahm. Oder Sie nehmen einfach dicken Sauerrahm (Schmant) und mischen ihn evtl. mit 25 % dickem Joghurt. Sie sparen damit sehr viel Fett und benötigen auch keine Eier. Mit frischem Meerrettich, etwas Cognac, Honig und Tomatenmark haben Sie im Nu eine gut schmeckende Cocktailsoße. Kreieren Sie mit etwas Currypulver und Honig daraus eine Currysoße. Eine andere Variante: Mit gehackten Essiggurken, Zwiebeln, Küchenkräutern und gekochtem, gehacktem Ei erhalten Sie eine Remouladensoße.

Was ist besser – Gemüsesugo oder Fleischsugo?

Der Gemüsesugo. Verwenden Sie hierfür fein geschnittenes oder gehacktes Wurzelgemüse (Zwiebel, Karotten, Sellerie, Pastinaken, Lauch) statt gehacktem Fleisch. Bereiten Sie den Sugo mit viel Tomatenmark, Gewürzen und frischen Tomaten genauso zu wie die traditionelle Fleischsoße. Dadurch haben Sie eine wohlschmeckende Alternative. Den dick gehaltenen Gemüsesugo kann man für Spaghetti genauso verwenden wie für eine vegetarische Lasagne. Er eignet sich ideal für mit Käse gratinierte Nudelaufläufe.

Was ist besser – klare Gemüsebrühe oder Fleischsuppe?

Eine Fleischsuppe ist grundsätzlich sauer, da sie aus Fleisch und Knochen gemacht wird. Eine klare Gemüsebrühe (S. 85) ist basisch und kann abgeseiht wie ein Tee getrunken werden. So ist die Gemüsebrühe eine ausgezeichnete Alternative zur Rindsuppe und kann mit sämtlichen traditionellen Einlagen auf den Tisch gebracht werden. Zur Farbgebung können Sie ein paar Tropfen Sojasauce verwenden, obenauf passen vor dem Servieren ein paar Tropfen bestes Pflanzenöl. Auf Suppenpulver, Geschmacksverstärker und Glutamat sollten Sie besser verzichten.

Wie lösche ich im Sommer am besten meinen Durst?

Ausreichendes Trinken ist besonders wichtig, es verdünnt das Blut. Wasser ist nach wie vor das beste Getränk. Auch gute natriumarme Mineralwässer, möglichst ohne Kohlensäure, sind geeignet. Trinken Sie stets vor oder nach den Mahlzeiten, um Ihre Verdauungssäfte während des Essens nicht zu verdünnen. Zaubern Sie mit Zitronenmelisse oder frischer Minze, Zitronensaft, Orangensaft und Honig zwischendurch etwas mehr Geschmack in Ihr Wasser hinein. Sehr gut schmeckt auch ein kalter Apfelschalentee, gewürzt mit etwas Zimtrinde, Nelke und Honig.

Für die Teetrinker unter Ihnen: Dünn gebrühte, lauwarme oder abgekühlte Kräutertees (basisch) eignen sich besser als Früchtetees (sauer).

Eignen sich Antipasti als leichte Mahlzeit für die heiße Jahreszeit?

Eine besonders leichte, hoch basische Mahlzeit sind marinierte, gegrillte Auberginen, Tomaten, Paprika und Zucchini – lauwarm serviert, mit bestem kaltgepresstem Olivenöl, ein paar warmen Kartoffeln und eventuell etwas geriebenem Schafskäse. Solche Gemüse eignen sich als Mittagessen, als Snack am Nachmittag, als Vorspeise oder auch als leichtes Abendessen. Servieren Sie dazu zum Veredeln gutes, kalt gepresstes Olivenöl oder hochwertiges Lein-, Raps-, Walnuss- oder Hanföl.

Wie bereite ich sommerliche Desserts zu?

Am besten geeignet ist in der heißen Jahreszeit eine leichte Creme auf Vanillebasis mit etwas süßem Rahm (basisch), Sauerrahm oder Joghurt. Zur Erfrischung gibt man frisch pürierte, gekühlte Früchte der Saison (basisch). Zwischendurch ist auch ein gut gerührtes, frisch gemachtes Eis mit diversen frischen Früchten zu empfehlen, eine leichte Früchteroulade, ein Früchtekuchen oder Apfelstrudel mit etwas Sahne.

Wie zaubere ich leichte Dressings für Salate?

Gerade im Sommer ist Salat ein beliebtes Gericht. Tomaten, Karotten, Kartoffeln, Rote Bete, Kraut und alle grünen Salate sind bestens geeignet. Kombinieren Sie verschiedene Blattsalate mit einem leichten Schmant- oder Sauerrahmdressing. Dicker griechischer Joghurt ist gut geeignet. Genauso auch etwas Quark oder Philadelphia-Frischkäse, um die Konsistenz zu beeinflussen.

Verrühren Sie beispielsweise Sauerrahm und Joghurt zu gleichen Teilen und schmecken Sie sie mit Zitronensaft, Balsamico-Essig und gutem Olivenöl zu einem leckeren Dressing ab. Würzen Sie mit Salz und Pfeffer nach und geben Sie es über die Salatmischung. Am Abend sollten Sie Salat allerdings wegen Gärungsfreudigkeit meiden.

WISSEN

Der kleine Spickzettel

- Basisch sind alle Gemüse, Salate, Pilze, Obst, Kartoffeln, Soja und Sojaprodukte. Ausnahmen: Artischocken, Spargel und Rosenkohl, teilweise Dosengemüse.
- Basisch sind Kuhmilch, Schafs- und Ziegenmilch und Sahne. Ausnahmen: Milchprodukte wie Joghurt, Sauerrahm, Quark und Käse.
- Sauer bis auf einige Ausnahmen sind eiweißreiche Lebensmittel wie Fleisch, Fisch, Käse, Getreide, Nüsse, zuckerhaltige Getränke und Alkohol.
- Sauer ist auch hastig Hinuntergeschlungenes. Denn daraus bilden sich Gärungssäuren, selbst wenn die Lebensmittel rein rechnerisch basisch wirken müssten.
- Neutral sind gute, hochwertige Pflanzenöle, Hirse und Mandeln, Amaranth und Quinoa.

Grundrezepte und Küchentechnik

Wie Sie lecker und basisch im Restaurant essen können, wissen Sie nun. Auf geht's in die eigene Küche. Probieren Sie die folgenden schmackhaften basischen Grundrezepte am besten gleich aus.

Marmelade ohne Zucker

▶ Für 20 Portionen à 20 g

200 g Mango ▲ · 200 g Äpfel ▲

- Früchte waschen, schälen, in grobe Würfel schneiden und in einer Kasserolle mit 1 EL Wasser bei wenig Hitze etwa 5–6 Minuten dünsten. Zugedeckt etwa 5 Minuten nachziehen lassen und im Cutter (Moulinette) fein pürieren. Fertig ist Ihre Marmelade.
- Sie können das erkaltete Püree für kurze Zeit auch in ein Glas mit Schraubverschluss füllen und im Kühlschrank aufbewahren. So hält die Marmelade einige Tage.

▶ Nährwerte:

kcal 11 · KH 2 g · EW 0 g · F 0 g · BE 0,2

Basischer Gemüseaufstrich mit Sesam

▶ Für 4 Portionen à 70 g

200 g Karotten ▲ · 50 g Sellerieknolle ▲ · 30 g geschälter Sesam ▶ · 1 EL Sesamöl ▶

- Den Sesam in einer alten Kaffeemühle fein mahlen. Das gewaschene, geschälte und in Würfel geschnittene Gemüse im Kocheinsatz 5–10 Minuten gut weich dämpfen.
- Alles zusammen im Cutter (Moulinette) mit dem Sesamöl fein pürieren und leicht salzen. Der Aufstrich, der am Anfang etwas weich sein kann, zieht im Kühlschrank nach und wird fester.

▶ Nährwerte:

kcal 71 · KH 3 g · EW 2 g · F 6 g · BE 0,5

Basischer Tofu-Oliven-Aufstrich

▶ **Für 4 Portionen à 70 g**

150 g frischer Bio-Tofu natur ▲ · 100 g entkernte Oliven ▲ · 1 EL Basilikum-Pesto ▲ · 100 ml Crème légère oder Sahne (10 % Fett) ▲

- Den Tofu klein schneiden. Zusammen mit den übrigen Zutaten in einer Schüssel mit der Gabel fein zerdrücken oder alles zusammen mit einem Cutter pürieren. Mit Meersalz würzen und anrichten.
- Die restliche Menge in eine Schüssel geben, mit Klarsichtfolie zudecken und in den Kühlschrank stellen. Vor weiterem Gebrauch evtl. mit etwas Wasser gut durchrühren (so wird er fester) und evtl. mit einer halben, fein zerdrückten Avocadofrucht vermischen.

▶ **Nährwerte:**

kcal 71 · KH 3 g · EW 2 g · F 6 g · BE 0,5

Gemüsebrühe

▶ Für 2 Liter – ergibt 4 Portionen à ½ Liter

2 l Wasser ▲ · 600 g frisches, sehr klein geschnittenes Bio-Wurzelgemüse (Fenchel, Stangensellerie mit Grün, Sellerieknolle, Petersilienwurzel, Karotten, gelbe Rüben, 1 kleines Bund frisches Liebstöckel) ▲ evtl. 1 TL pflanzliche Streuwürze ohne Glutamat oder Geschmacksverstärker ▲ · 2 Lorbeerblätter ▲ · 8 Pfefferkörner ▲ · Stiele von Frischkräutern ▲

- Das gewaschene, geputzte und gut gebürstete Wurzelgemüse mit Schale klein schneiden und mit dem Selleriegrün in kaltem Wasser aufsetzen. Gewürze und evtl. Streuwürze dazugeben und etwa 30 Minuten leicht köcheln lassen.
- Die benötigte Menge durch ein Haarsieb seihen und als Gemüsebrühe trinken. Das restliche Gemüse mit der Brühe auskühlen lassen und im Kühlschrank aufbewahren. Immer nur so viel herausnehmen, wie gerade benötigt wird. Zum Kochen als Aufguss (statt Wasser) können Sie das Gemüse ein zweites und drittes Mal mit Wasser aufgießen und kochen lassen. Der Aufguss hält sich einige Tage im Kühlschrank.

▶ Nährwerte:

kcal 6 · KH 1 g · EW 0 g · F 0 g · BE 0

Tipp

Diese Gemüsebrühe kann auch mit 1 TL Meersalz, 1 TL kaltgepresstem Olivenöl und 1 TL Sojasoße gewürzt und als Gemüsebouillon verwendet werden (Alternative zur Fleischsuppe).

Kartoffel-Basensuppe (Grundrezept)

▶ **Für 4 Portionen à ¼ Liter**

250 g geschälte, mehlige Bio-Kartoffeln ▲ · 1 l Gemüsebrühe oder Wasser, evtl. mit 1 TL pflanzlicher Streuwürze ▲ · je ½ TL getrockneter Majoran, Thymian und gemahlener Kümmel ▲ · 2–3 Lorbeerblätter ▲ 1 EL süßer Rahm ▲ · 1 TL frische, fein geschnittene Gartenkräuter ▲ · etwas frisch geriebene Muskatnuss

- Gewaschene und geschälte Kartoffeln klein würfeln, mit Gemüsebrühe (oder Wasser) in einen Kochtopf geben, salzen und mit Majoran, Thymian, Kümmel und Lorbeerblatt würzen. Etwa 10 Minuten garen lassen, bis die Kartoffeln weich sind.
- Lorbeerblatt wieder herausnehmen. Sahne und Kräuter zur Suppe geben. Alles im Mixglas pürieren und mit Salz und Muskatnuss abschmecken.

▶ **Nährwerte:**

kcal 53 · KH 10 g · EW 2 g · F 1 g · BE 1

Gemüse-Basensuppe (Grundrezept)

▶ **Für 4 Portionen à ¼ Liter**

250–300 g Bio-Wurzelgemüse (davon etwa 20 % Kartoffeln) ▲ · etwa 1 l Bio-Gemüsebrühe (oder Wasser, evtl. mit 1 TL pflanzlicher Streuwürze) ▲ · evtl. 30 g klein geschnittene Zwiebeln oder Selleriestangen mit Grün ▲ · 1 EL Olivenöl ▶ · 2 EL süßer Rahm (10 % F) ▲ etwas frisch geriebene Muskatnuss · 1 EL frische, fein geschnittene Küchenkräuter ▲

- Gemüse und Kartoffeln waschen, schälen und klein würfeln. Olivenöl in den Kochtopf geben, Zwiebeln oder Sellerie mit Grün darin anschwitzen. Gemüsebrühe (oder Wasser) zugeben, salzen, mit Muskat würzen. Etwa 10 Minuten garen, bis das Gemüse weich ist.
- Alles im Mixglas mit Sahne und den Küchenkräutern fein pürieren und mit Salz und Muskatnuss nachwürzen. Anrichten und mit frischen Kräutern garnieren.

▶ **Nährwerte:**

kcal 57 · KH 5 g · EW 1 g · F 4 g · BE 0,5

Tipp

Sämtliche Basensuppen lassen sich auch im Wok zubereiten. Als Einlage eignen sich separat gedämpfte kleine Gemüsewürfel.

Gemüse-Basensoße (Grundsoße)

▶ **Für 8 Portionen**

300 g mehlige Bio-Kartoffeln ▲ · 50 g Bio-Selleriestangen mit Grün oder Jungzwiebeln ▲ · 10 g Butter oder Olivenöl ▶ · 1 Bund Bio-Frischkräuter ▲ · 2 EL Sahne ▲ · etwa 1 l Gemüsebrühe (oder Wasser, evtl. mit 1 TL pflanzlicher Streuwürze) ▲ · etwas frisch geriebene Muskatnuss

- Kartoffeln waschen, schälen und vierteln oder achteln. Selleriestangen mit Grün oder Jungzwiebeln klein schneiden. Sellerie mit Grün in einer Kasserolle mit Butter anschwitzen, Kartoffeln zugeben, mit Gemüsebrühe oder Wasser auffüllen, salzen und in etwa 10 Minuten weich kochen lassen.
- Im Mixglas oder mit dem Pürierstab fein pürieren, die Kräuter und die Sahne mitmixen, mit Salz und Muskatnuss abschmecken. Restliche Basensoße abkühlen lassen und im Kühlschrank zur weiteren Verwendung aufbewahren.

▶ **Nährwerte:**

kcal 36 · KH 4 g · EW 1 g · F 2 g · BE 0,5

Tipp

Verwenden Sie die Basensoße für Fischgerichte, geben Sie den abgelaufenen Fischsaft, etwas Weißwein und frisches Basilikum oder Dill dazu. Zu Fleischgerichten kommen der abgelaufene Fleischsaft und das passende Küchenkraut. Für eine Rosmarinsoße kann man grob geschnittene, frische Rosmarinzweige nehmen.

Basische Pellkartoffeln mit Sauerrahm

▶ Für 1 Portion

2 mittelgroße mehlige Bio-Kartoffeln (etwa 250 g) ▲ · 120 g Sauerrahm, Schmant oder Crème fraîche ▼ etwas Salz · 1 TL frische, fein geschnittene Küchenkräuter ▲

- Die Kartoffeln unter fließendem Wasser sauber bürsten, in je ein Stück Alufolie wickeln und im vorgeheizten Backofen bei 200 °C etwa 1 Stunde auf einem Gitter backen.
- Danach die Folie mit einem spitzen Messer auf der oberen Seite einschneiden und leicht aufbrechen. Sauerrahm mit Salz und Kräutern verrühren und in die Kartoffeln füllen.

▶ Nährwerte:

kcal 318 · KH 41 g · EW 9 g · F 12 g · BE 3,5

Gemüse-Antipasti als Vorspeise

▶ **Für 4 Portionen à 200 g**

300 g Bio-Auberginen mit Haut ▲ · 200 g Bio-Zucchini ▲ · 1 EL Olivenöl ▶ · 1 TL frische Thymianblättchen ▲ 300 g Bio-Tomaten ▲ · 1 EL Gemüsebrühe ▲ · 1 EL fein geschnittenes Basilikum ▲ · 30 g geriebener Schafskäse ▼ · 1 TL kalt gepresstes Olivenöl ▶

- Auberginen und Zucchini waschen, putzen und in dünne Scheiben (etwa ½ cm) schneiden. Zucchini der Länge nach mit der Aufschnittmaschine schneiden. Mit Meersalz und frischem Thymian würzen und mit 1 EL Olivenöl in einer beschichteten Pfanne oder auf dem Grill beidseitig bräunlich anbraten.
- Die Tomaten waschen, den Strunk entfernen und die Frucht in kleine Würfel schneiden. Mit Gemüsebrühe, fein geschnittenem Basilikum und Meersalz kurz einkochen (1–2 Minuten) und über die dachziegelartig gelegten Gemüsescheiben geben. Mit kalt gepresstem Olivenöl beträufeln und danach mit dem Schafskäse bestreuen.

▶ **Nährwerte:**

kcal 70 · KH 5 g · EW 4 g · F 4 g · BE 0,5

Tipp

Die Italiener lieben gedämpftes oder gebratenes Gemüse als Vor- oder Hauptspeise. Nur wird häufig etwas zu viel Öl dazu verwendet. Diese Antipasti sind eine tolle Alternative zu gärungsfreudigen Rohkostsalaten am Abend.

Gemüseratatouille mit Champignons

▶ **Für 4 Portionen à 250 g**

500 g gemischtes Bio-Gemüse (Karotten, Zucchini, Pastinaken, Fenchel, Sellerieknolle, Stangensellerie mit Grün, Auberginen usw.) ▲ · 1 TL Olivenöl ▶ · 250 g Champignons ▲ · 200 g Tomaten ▲ · 1 Bund frisches Basilikum ▲ · ⅛ l Basensoße (S. 88)▲

- Das gewaschene, geputzte und geschälte Gemüse in dünne Scheiben schneiden, die Auberginen würfeln. Champignons halbieren oder vierteln. Tomaten halbieren, den Strunk entfernen und vierteln.
- Das Gemüse nacheinander in einer Wokpfanne mit Olivenöl scharf anbraten und immer wieder herausnehmen. Wenn alles angebraten ist, gemeinsam im eigenen Saft etwa 5 Minuten bissfest dämpfen. Die Zucchini in den letzten 5 Minuten, die Tomaten in den letzten 2 Minuten dazugeben. Mit fein geschnittenen Basilikumstreifen und Meersalz nachwürzen. Die Basensoße untermischen und servieren.

▶ **Nährwerte:**

kcal 128 · KH 18 g · EW 7 g · F 3 g · BE 1

Braten in Folie mit Thymian-Gemüsesoße

▶ **Für 4 Portionen à 250 g**

400 g Huhn oder Bio-Bratenfleisch (Kalb, Pute, Lamm) ▼ · 600 g Bio-Wurzelgemüse (junge Karotten, gelbe Rüben, Zwiebeln, Pastinaken, Kartoffeln) ▲ · einige Thymianzweige ▲ · 1/8 l Gemüsebrühe ▲ · Rosmarin ▲

- Das geviertelte Huhn oder Bratenfleisch waschen, mit Küchenkrepp abtupfen, mit Meersalz, weißem Pfeffer und Rosmarin würzen und in die Form legen. Gebürstetes und grob geschnittenes Wurzelgemüse und Kartoffeln rundum legen, Thymianzweige darauf geben.
- Das Fleisch mit dem Gemüse im vorgeheizten Backofen bei 200 °C in etwa 45 Minuten knusprig braun und gut durchbraten. Fleisch und Gemüse gut bräunen und von Zeit zu Zeit wenden. Dabei mit Gemüsebrühe und eigenem Saft begießen.
- Das Fleisch aus der Form nehmen, portionieren und anrichten. Das Gemüse und die gebratenen Kartoffeln mit dem Natursaft darüber anrichten. Sie können auch zusätzlich ein paar geschälte und halbierte Zwiebeln mitbraten. Dieses Grundrezept können Sie für ein ganzes Huhn und für sämtliche Fleischarten verwenden.

▶ **Nährwerte:**

kcal 159 · KH 10 g · EW 26 g · F 1 g · BE 1

Hühnerfleisch mit Mangold und Fenchel im Wok

▶ **Für 4 Portionen**

300 g Bio-Hühnerbrust oder Putenbrust ▼ · 2 EL Sesamöl oder Rapsöl ▲ · 200 g Bio-Staudensellerie mit Grün ▲ · 100 g Bio-Mangold ▲ · 200 g Bio-Fenchel ▲ · ½ TL frischer Ingwer ▲ · je 100 g gelbe Rüben und Karotten ▲ · 2 TL Maisstärke ▼ · 2 TL Sojasoße ▲ ca. ⅛ l Gemüsebrühe ▲ · evtl. ⅛ –¼ l Basensoße ▲ · 1 TL Thymianblätter ▲

- Ingwer schälen und sehr fein hacken. Mangold waschen, putzen und grob schneiden. Gelbe Rüben, Stangensellerie und Karotten waschen, putzen, schälen und in feine Scheibchen schneiden. Fenchel der Länge nach vierteln, Strunk und evtl. äußere Schale entfernen und in Scheiben schneiden. Hühnerbrust waschen, abtupfen und danach in feine Scheibchen schneiden.
- Selleriegrün mit Sesamöl im Wok kurz anbraten. Fleisch in einer Schüssel mit Maisstärke, Sojasoße und 4–5 EL Gemüsebrühe vermischen und mit allem Gemüse zusammen im Wok scharf anbraten. Dabei nach und nach Gemüsebrühe angießen. Salzen, pfeffern und das Gemüse in etwa 5 Minuten bissfest garen. Zuletzt Ingwer, frische Thymianblättchen und die Basensoße untermischen.

▶ **Nährwerte:**

kcal 96 · KH 5 g · EW 14 g · F 2 g · BE 0,5

Dorade oder Goldbrasse auf Fenchelgemüse

▶ Für 4 Portionen
4 kleine Goldbrassen (Dorade) à ca. 200 g ▼ · 4 Zweige Zitronenthymian ▲ · 2 Zweige Rosmarin ▲ · 4 Bio-Fenchelknollen ▲ · je 200 g Bio-Karotten ▲ und gelbe Bio-Rüben ▲ · ¼ TL gehackter Ingwer ▲ · 1 EL Olivenöl · ¼ l Basensoße (S. 88) ▲

- Die frischen Fische ausnehmen, schuppen und gut waschen. Mit Küchenkrepp gut abtrocknen. Auf beiden Seiten, innen und außen salzen und pfeffern. Je einen Thymian- und Rosmarinzweig in die Bauchhöhle geben. Eine größere Pfanne mit Öl heiß machen. Je 2 Fische darin knusprig braun anbraten, dann wenden und die zweite Seite gut bräunen. Die Fische herausheben und auf ein Backblech legen.
- Die nächsten 2 Fische in derselben Pfanne beidseitig anbraten. Die Fische in den vorgeheizten Ofen schieben und bei 200°C etwa 15 Minuten durchgaren lassen. In den letzten 3 Minuten die Oberseite des Fisches mit einem Thymianzweig belegen.
- Inzwischen das Gemüse waschen, putzen und schälen. Fenchel halbieren und in dickere Scheiben schneiden. Karotten und gelbe Rüben in gleich dicke Scheiben schneiden. Nun alles Gemüse mischen und im Kocheinsatz etwa 10 Minuten weich dämpfen. Danach in eine Kasserolle geben und mit Meersalz, Pfeffer, heiß gemachter Basensauce und Ingwer würzen.
- Das Gemüse auf vorgewärmten Tellern anrichten. Den abgelaufenen Saft vom Fisch zum Gemüse mischen. Den Fisch evtl. mit etwas zerlassener Butter bepinseln

und dazu anrichten. Dazu passen Petersilienkartoffeln, Blatt- oder Mangoldspinat.

- Dieses Grundrezept können Sie für sämtliche Fischarten (Forelle, Saibling, Zander, Wolfsbarsch ...) verwenden.
- Sie können das Gemüse auch mit dem Fisch zugleich am Blech garen. Auch ein paar dicker geschnittene Kartoffelscheiben können dazugemischt werden. Bei 1–2 Portionen können Sie den Fisch nach dem Anbraten auch in der leicht zugedeckten Pfanne auf der zurückgeschalteten Kochplatte fertig garen.

▶ **Nährwerte:**
kcal 122 · KH 5 g · EW 24 g · F 1 g · BE 0,5

Forelle oder Saibling im Fischsud

▶ **Für 4 Portionen**

4 kleine geputzte Bio-Forellen, Lachsforellen oder Saiblinge (à 200 g) ▼ · 4 mittelgroße Möhren ▲ · 2–3 Fenchelknollen ▲ · 1 Jungzwiebel ▲ · 15 weiße Pfefferkörner ▲ · 2–3 Petersilienwurzeln ▲ · 2–3 l Wasser ▲ · 2 Zweige Petersilie ▲ · 4 Zweige Zitronenthymian ▲ · 4 Lorbeerblätter ▲ · 8 Wacholderbeeren ▲

- Das gewaschene, geputzte und grob geschnittene Gemüse in einen großen ovalen Fischtopf geben. Wasser zugießen, Meersalz, Petersilie, Thymian, Lorbeerblatt, Pfefferkörner und Wacholderbeeren hinzufügen und 10 Minuten kochen lassen.
- Dann den ausgenommenen Fisch hineinlegen und etwa 10–15 Minuten mehr ziehen als kochen lassen. Mithilfe des Siebes oder mit 2 Schaumkellen vorsich-

WISSEN

Moderne Dampfgeräte

Sie können zum Dämpfen auch ein modernes Dampfgerät benutzen. Bereiten Sie den Fisch und das Gemüse, eventuell auch gleich ein paar klein geschnittene, geschälte Kartoffeln im gelochten Dampfeinsatz im Dampfgerät ohne Druck zu. Geben Sie dem Fond durch Zugabe von etwas Weißwein und Safran eine besondere Geschmacksnote. Ist der Fisch schon filetiert, verkürzt sich die Zubereitungszeit entscheidend.

tig herausnehmen und auf vorgewärmten Tellern (oder vorher filetieren) anrichten. Das Gemüse dazu anrichten.

▶ **Nährwerte:**
kcal 167 · KH 4 g · EW 27 g · F 4 g · BE 0

Fett einsparen

Fettreduziertes Essen ist eine allgemeine Empfehlung, muss aber auch trainiert werden, um langfristig durchgehalten zu werden. Damit haben Sie eine reale Chance, Ihr Gewicht zu reduzieren oder zu halten. Das beginnt beim Einkauf der Lebensmittel und endet bei der fettarmen Zubereitung. Bevorzugen Sie daher bei Milch, Quark, Joghurt, Käse oder Wurst, bei Fleisch und Fisch die fettarmen Varianten und achten Sie auf fettarme Zubereitungsmethoden. Vor allem aber achten Sie auf eine geringere Menge von Kohlenhydraten (Weißmehlprodukten) beim Verzehr. Diese können zu mehr Gewichtzunahme führen als Fett selber.

Fettarme Fleischstücke (achten Sie auf Bio-Qualität) sind Rinderhüfte, Roastbeef und Rinderfilet, Lammrücken oder Lammschulter, Kalbsrücken, Kalbsfilet, Geflügelfleisch wie Hähnchen oder Pute. Der Hauptfettanteil beim Geflügel sitzt unter der Haut. Wenn Sie auf die Haut nicht verzichten möchten, durchlöchern Sie diese mit einem Metallspieß, das Fett brät dann aus. Um die vollen Geschmackserlebnisse wieder wahrzunehmen, ist es unerlässlich, 1–2 Mal pro Jahr eine reinigende Fas-

WISSEN

Weg mit den Säuren!

- Nehmen Sie weniger Säure mit der Nahrung zu sich (säurespendende Lebensmittel reduzieren).
- Reduzieren Sie säurebildende Nahrungsmittel und ändern Sie Ihre Ernährungsgewohnheiten. So werden weniger Säuren durch Gärung im Darm gebildet.
- Steigern Sie Ihre Durchblutung, um säurebildenden Stoffwechsel zu verhindern.
- Sorgen Sie für ein gutes Gleichgewicht in Ihrem Leben.
- Bewegen Sie sich mehr, achten Sie auf eine tiefere Atmung.
- Trinken Sie ausreichend Wasser oder kohlensäurearme Mineralwässer.

tenkur zu machen. Eine weitere Empfehlung wäre, einmal pro Woche einen Trink-Fastentag einzulegen.

Ihr basischer Tag

- Frühstücken Sie reichhaltig und vollwertig.
- Essen Sie mittags täglich frischen Salat mit guten hochwertigen Pflanzenölen.
- Essen Sie am Abend Gemüsesuppen, Kartoffeln und Gemüsegerichte.

- Essen Sie täglich zwei Stück reifes Obst, aber wegen dessen Gärungsfreudigkeit nicht nach 15 Uhr.
- Essen Sie täglich Gemüse-Basensuppen und ausreichend Gemüse als Beilage.
- Essen Sie seltener (2–3 Mal pro Woche) Fleisch und Fisch und davon nur kleine Portionen.
- Achten Sie darauf, zwischen den Mahlzeiten eine Esspause von mindestens fünf Stunden einzulegen, damit die Fettverbrennung starten kann. Dazwischen trinken Sie nur Wasser.
- Am meisten Fett verbrennen Sie im Schlaf, daher prüfen Sie Ihren Schlafplatz.
- Trinken Sie tagsüber genügend Wasser oder Kräutertee (0,035 Liter pro kg Körpergewicht).
- Bewegen Sie sich ausreichend an der frischen Luft.

Frühstück

Ihr klassisches Frühstück sieht vielleicht so aus: Bohnenkaffee ▼ / Weißmehlgebäck ▼ / Butter ► / Marmelade ▼ / Wurst ▼ / Käse ▼.

Sollten Sie auf Ihren geliebten Bohnenkaffee nicht verzichten können, gelingt eine Säure-Basen-Entschärfung dadurch, dass Sie ausreichend Milch ▲ zum Kaffee nehmen und ein Glas warmes Wasser dazu trinken. Noch besser wäre es, wenn Sie statt Bohnenkaffee zu einem Malzkaffee ▼ mit Milch greifen. Eine Alternative wäre auch Milch mit gutem Kakaopulver ▲. Der Teetrinker tut sich leichter: Er nimmt eine Kanne guten Kräutertee ▲ oder grünen Tee ▲ als Frühstücksgetränk. Ein Glas Wasser kann auch hier nicht schaden.

Anstatt handelsüblicher Marmelade ▼ mit viel Zucker wählen Sie die Marmelade aus dem Rezeptteil dieses Buches ▲. Zwischendurch ist gegen ein Weizenbrötchen ▼ nichts einzuwenden, besser wäre allerdings ein gutes Roggenbrot oder Vollwertgebäck ▼ mit mehr Ballaststoffanteil. Die Butter ist neutral und allemal besser als jede Margarine.

Bei Wurst und Käse ▼ achten Sie bitte auf den Fettgehalt. Ein weich gekochtes Ei ▼/▲ zum Frühstück gehört manchmal dazu. Der Dotter ist basisch, das Eiweiß sauer. Sollten Sie ein Müsli (selber gemacht) mit Getreideflocken bevorzugen, dann sind Getreideflocken und Joghurt sauer und die Früchte basisch. Hier kommt es sehr auf das Verhältnis der einzelnen Bestandteile an. Daher sind der Apfel, die Banane oder andere frische Früchte immer eine basische Bereicherung. Basisch sind auch Gemüseaufstriche mit Avocado, Kürbis, Karotten, Oliven, Paprika, Tomaten oder Gurkengemüse.

Mittagessen

Das Mittagessen kann auch die wichtigste Mahlzeit des Tages sein. Sind Sie unterwegs, so richten Sie sich bei der Zusammenstellung Ihrer Speisen nach der Säure-Basen-Tabelle. Wenn es schnell gehen muss, werden oft Fertigsuppen aus der Tüte ▼, Fleischsuppen oder Bouillons ▼ mit Einlagen ▼ gewählt. Stattdessen wären alle Gemüsesuppen ▲ oder klare Gemüsebouillons ▲ empfehlenswert. Eine Entschärfung erreichen Sie auch, wenn Sie statt der Rindsuppe ▼ oder Hühnersuppe ▼ mit Nudeln ▼ oder Fritatten (in Streifen geschnittene Pfannkuchen, ▼) eine Gemüsebouillon ▲ mit der Tageseinlage ▼ auswählen. Achten Sie auch darauf, was Sie dazu essen. Ein gutes Sauerteigbrot ist zwar ebenso sauer, aber allemal besser als ein saures Weizenbrötchen. Greifen Sie wenn möglich zu einem Vollwertbrot. Das gilt auch für jene, die mittags nur ein belegtes Brot essen. Achten Sie auch darauf, dass alle Limonaden und Colagetränke sauer sind. Basisch sind dagegen Kräutertees, Gemüsebrühen, Wasser und kohlensäurearme Mineralwässer.

Da man zu Mittag ja meist nur eine Suppe und eine Hauptspeise wählt, ist auch hier auf die Zusammenstellung zu achten. Gebackene Schnitzel ▼ mit Pommes frites ▼ sind nicht die beste Wahl. Eine Entschärfung könnte aber schon durch die Änderung der Beilage erreicht werden, wenn Sie Petersilienkartoffeln ▲ anstatt Pommes frites ▼ nehmen. Ein guter gemischter Salat mit hochwertigem Öl garantiert weitere Basenzufuhr, ebenso eine Gemüse-Beilage. Essen Sie zu Mittag zum Beispiel ein beliebtes Gericht wie Spaghetti Bolognese ▼, so ist natürlich auch das Verhältnis von Nudeln (70 %) zu Fleischsugo (30 %) entscheidend. Eine Entschärfung könnte es geben, wenn Sie statt dem Fleischsugo ▼ ein Gemüsesugo ▲ oder Tomatensugo ▲ auswählen. Noch besser wäre es, statt der Weißmehlnudeln wenigstens zwischendurch Vollwertnudeln zu essen. Die sind zwar auch sauer, haben aber Ballaststoffe. Wenn Sie sich für ein vegetarisches Gericht entscheiden, so können Sie das Säure-Basen-Gleichgewicht anhand der Lebensmitteltabelle meist besser berücksichtigen. Wenn Sie 2–3 Mal pro Woche kleinere Fleisch- und Fischgerichte mit basischen Beilagen kombinieren, befinden Sie sich automatisch im Säure-Basen-Gleichgewicht. Es ist auch nicht Sinn der Sache, nur basisch zu essen, das geht auch gar nicht, doch die Kombination ist wichtig. Allerdings nicht auf ein Gericht bezogen, sondern über den ganzen Tag verteilt. Und auch nicht nur auf diesen Tag bezogen, sondern über die Woche und den Monat verteilt.

Zwischenmahlzeit

An sich sollten Sie mit drei Mahlzeiten pro Tag zurechtkommen und dazwischen 4–5 Stunden nichts essen, nur trinken. Das geht aber nicht immer so einfach, weil auch die Berufstätigkeit und die Lebensweise mit hineinspielen. Als Zwischenmahlzeit können aber schon ein paar Nüsse ▼ mit Obst ▲ ausreichen, auch ein verspätetes Frischkornmüsli ist eine Alternative. Oder einfach nur ein Apfel. Leitungswasser und Tee dienen über den Tag als Getränke.

Abendessen

Beim Abendessen sollten Sie darauf achten, was es bereits zum Frühstück oder Mittagessen an tierischem Eiweiß ▼ gegeben hat. Gab es bereits zum Frühstück Schinken ▼, Käse ▼ und Ei ▼/▲, zu Mittag Fleisch oder Fisch, so sollte das Abendessen jedenfalls nicht nur aus der Sicht des Säure-Basen-Haushaltes vegetarisch sein und leicht verdaulich, da ja am Abend die Verdauungsleistung nachlässt. Geeignet wären alle basischen Gemüse- oder Kartoffelsuppen sowie alle basischen Gemüse-, Kartoffel-oder Getreideeintöpfe ▼/▲ mit vielen frischen Kräutern ▲.

Pellkartoffeln ▲ mit Gemüsefüllungen ▲, Gemüseplatten ▲ oder Antipasti ▲ mit guten kalt gepressten Ölen

▶ sind ebenso geeignet wie kalte Gemüse-Aufstriche ▲ oder Gemüse-Quark-Mischungen ▼/▲ mit guten Brotsorten ▼. Gab es zu Mittag kein Fleisch, so können Sie am Abend auch ein kleines Stück Fisch oder Fleisch ▼ zart gebraten oder gegrillt mit viel Gemüse ▲ zu sich nehmen. Viel kohlenhydratarmes Gemüse ▲ entlastet Ihren Verdauungsapparat. Lassen Sie also am Abend bei Fleisch- oder Fischgerichten besser auch die wertvollen basischen Kartoffeln weg, die viele Kohlenhydrate haben, ebenso alle Brote, Reis, Nudeln und Knödel. Ihr Wohlbefinden nach dem Essen und der gesunde Schlaf werden es Ihnen danken.

Durch den Tag in Säure-Basen-Balance

Für Ihre Säure-Basen-Balance sind nicht einzelne Mahlzeiten entscheidend, sondern der ganze Tag. Wie Sie im Gleichgewicht bleiben, erfahren Sie hier.

Im Alltag wird es häufig nur eine Suppe mit Hauptgericht oder ein Hauptgericht mit einem Nachtisch geben. Achten Sie aber darauf, dass über den Tag die drei Mahlzeiten entscheidend sind. Gibt es zu Mittag ein Fleisch- oder Fischgericht, so sollte der Abend vegetarisch gestaltet werden. Gibt es einen vegetarischen Tag, dann kann auch das Frühstück mehr tierisches Eiweiß beinhalten.

Es ergibt keinen Sinn, sich nur basisch zu ernähren. Wir brauchen sowohl Säuren als auch Basen in unserer Ernährung. Stimmt aber das ausgewogene Verhältnis auf längere Zeit nicht, dann rutschen wir unweigerlich in eine Übersäuerung. Und das ist bei unseren Ernährungsgewohnheiten leider häufig der Fall. Machen Sie es besser, indem Sie Ihre Speisen besser ordnen. Auf den nächsten Seiten bekommen Sie wertvolle Säure-Basen-Tipps von der Suppe bis zum Getränk.

Praktische Tipps fürs Essen zu Hause und im Restaurant

Gericht	Gruppe	Säure-Basen-Tipp
Brot und Gebäck		
Brot in jeder Form, auch Vollkornbrote und Gebäck, Kipferln, Brioche, Golatschen und Plunder	S	Brot wird aus verschiedenen Getreiden gemacht und ist grundsätzlich sauer. Frisch gemachte Brote und Gebäck sind aber viel besser als fertig gekaufte Teiglinge mit Zutaten. Bei süßem Kaffeegebäck verschärft der Zuckeranteil zusätzlich den Säuregehalt. Hier sollten Sie die Menge beachten und mit den Hauptmahlzeiten ausgleichen.
Suppen		
pürierte Gemüsesuppen	B	Eine Suppe als Vorspeise wärmt den Magen und sorgt zudem für Flüssigkeitszufuhr. Achten Sie aber darauf, dass keine Fleischsuppe zum Aufgießen verwendet wird, nur Gemüsebrühe.
klare Gemüsesuppen	B	
Kartoffelsuppen gemixt/klar	B	Kartoffelsuppen gibt es in vielen Varianten. Sobald Fleisch oder Fleischbrühen mitverwendet werden, ändert sich das Basenverhältnis in Richtung Säure.
Kräutersuppen	B	Werden die Kräutersuppen auf Kartoffelbasis mit Gemüsebrühe gemixt, dann sind sie gute Basenspender. Werden sie mit Mehlschwitze und Rindsuppe gemacht, gehen sie in den sauren Bereich.

Gericht	Gruppe	Säure-Basen-Tipp
Gemüsebouillon mit Ei	B	Eine klare Gemüsebouillon ist basisch und auch der Eidotter ist basisch. Teilweise neutralisieren können Sie, indem Sie eine Gemüsebouillon mit saurer Einlage wählen oder eine Fleischbrühe mit basischer Gemüseeinlage.
Fleischsuppen	S	Fleischsuppen sind grundsätzlich sauer, da das Eiweiß ausgekocht wird. Bouillons und Consommés sind daher sehr sauer.
Bouillon mit Einlage	S	Einlagen wie Frittaten (in Streifen geschnittene Pfannkuchen), Grießnockerln, Leberknödel, Nudeln, Fleischknödel usw. sind zusätzlich sauer.
Hühnersuppen	S	Und wenn die Hühnersuppe noch so gelobt wird: Sie bleibt sauer und wird mit einer Nudeleinlage noch saurer.
Fischsuppen	S	Da Fleisch annähernd so viel Eiweiß wie Fisch enthält, sind auch alle Fischsuppen sauer.
Fertigsuppen aus der Tüte	S	Der Großteil der Tütensuppen ist sauer, schon allein, weil allerlei Zusätze wie Aromat, gehärtete Fette und Geschmacksverstärker enthalten sind.
Salate		
grüne Blattsalate	B	Alle grünen Salate zählen zu den Basenspendern.
Endiviensalat	B	Wenn der Endiviensalat zudem mit warmen Kartoffeln gemischt wird, ist er hoch basisch. Das beste kalt gepresste Pflanzenöl und der beste Essig gehören dazu.

Gericht	Gruppe	Säure-Basen-Tipp
Kaisersalat	B	Fertige Salatmarinaden und Dressings sind meist säureüberschüssig, weil dazu billige Fette verwendet werden.
Kopfsalat	B	Machen Sie die Salate auch im Restaurant selber, es gibt meist gute kalt gepresste Öle und Essigsorten dazu.
gemischte Salate	B	Mit Tomaten, Gurken, Paprika und anderen Gemüsen gemischte Salate sättigen mehr.
gekochte Salate	B	Kartoffelsalate und gedämpfte Gemüsesalate sind auch am Abend zu empfehlen, sofern die Menge nicht zu groß ist. Bei Zwiebeln und Knoblauch Vorsicht, da diese meist schwer verdaulich sind.
Bohnensalate	S/B	Können in gekochter Form mit anderen basischen Gemüsesorten gut gemischt werden.
Tomatensalate	B	Immer darauf achten, womit die frischen Tomaten angemacht werden und ob auch Tomatensaison ist.
Salatteller mit Ei, Schinken, Thunfisch, Huhn, Putenstreifen, Käse	B/S	Hier sollten Sie immer auf das entsprechende Verhältnis von basischen Salaten zu sauren Eiweißprodukten und auf beste kalt gepresste Öle, Meersalz und gute Essigsorten achten.
Tomaten mit Mozzarella	B/S	Tomaten sind basisch, guter Büffelmilch-Mozzarella ist sauer, aber als Frischkäse lange nicht so sauer wie etwa ein Camembert, Gorgonzola, Brie oder Hartkäse. Das Brot dazu ist auch sauer.

Gericht	Gruppe	Säure-Basen-Tipp
Kleine Gerichte		
Pellkartoffeln mit Salz und Butter	B	Eine Pellkartoffel kann schon eine gute kleine Mahlzeit sein.
Folienkartoffel mit Gemüsefüllung	B	Füllen Sie in die Kartoffel das Gemüse, das Sie auch auf einer vegetarischen Pizza finden.
Avocado mit Meersalz	B	Hat besonders günstige Fette. Sollte nicht mit Mayonnaise-Salaten, Shrimps und Garnelen fetter gemacht werden.
kleine Nudelgerichte	S/B	Mit viel Gemüse-Ratatouille können Sie gut entschärfen.
kleine Reisgerichte	S/B	Der Gemüseanteil ist entscheidend zum Neutralisieren.
kleine Fisch- oder Fleischgerichte	S/B	Der basische Kartoffel- und Gemüseanteil dazu ist wichtig.
Käsegerichte	S	Die Menge und die Sorte sind von großer Bedeutung.
Antipasti	B	Auf die Saison achten.
Gemüseplatte	B	Saisonales, frisches Gemüse bevorzugen.
Blumenkohl mit Bröselbutter	B/S	Kann gut gedämpft zubereitet werden.
Brokkoli-Karotten-Gemüse	B	Gedämpftes Gemüse ist besonders leicht verdaulich.
Hülsenfrüchte, gedämpft	S	Sind sauer und schwerer verdaulich.
Baguette mit Gemüse	S/B	Auf gute Vollwertbrote achten.

Gericht	Gruppe	Säure-Basen-Tipp
gedämpftes Gemüse	B	Eine gedämpfte kleine Platte mit etwas Kartoffeln kann ein herrliches Gericht sein.
Toast mit Schinken und Käse	S	Es gibt auch Vollwert-Toastsorten.
Wurst- oder Käsesemmel	S	Auf fettarme Wurst und gutes Vollwertbrot achten.
Pizza mit Gemüse	S/B	Ein Pizzateig ist immer sauer. Auch hier zwischendurch auf Vollwert achten.
Pizza mit Schinken und Käse	S	Die Qualität ist grundlegend wichtig.
Würstchen mit Senf	S	Auf Fettgehalt und gute Qualität achten.
Wurst- oder Käsesalat	S	Auf beste kalt gepresste Pflanzenöle achten und keine billigen Mayonnaisen und Fertigsaucen verwenden.
Vegetarisches		
Knödel mit Pilzragout	S/B	Die sauren Servietten- oder Semmelknödel mit basischen Pilzen, Gemüse und Salaten ausgleichen.
Kartoffelknödel	B	Mit Pfifferlingen, Mangold-Gemüse oder Salat kombinieren.
Schupfnudeln/ Kartoffelnudeln	B	Mit Gemüse und/oder Salat kombinieren.
Gnocchi	B	Kartoffelgnocchi sollten Sie mit Vollwertmehl selber machen.
Käsespätzle	S/B	Schmecken gut mit Vollkornmehl zubereitet und mit einem Salatteller kombiniert.

Gericht	Gruppe	Säure-Basen-Tipp
Pasta mit Gemüsesugo	S/B	Zwischendurch sollte eine Pasta auch mit Vollkornmehl gemacht werden. Dazu passt immer Salat.
Gemüseplatte	B	Dazu passen immer gute Dampfkartoffeln.
Crêpes mit Gemüse	S/B	Mit Gemüse-Ratatouille ein tolles Gericht.
Baked Potatoes	B	Hier können Sie alles reinfüllen, was auch auf die Pasta gegeben wird. Auch Sauerrahm und Quark passen gut.
Kartoffelrösti	B	Fett einsparen bei der Zubereitung.
Getreidebratlinge mit Gemüse	S/B	Hirse, Quinoa, Amaranth oder Polenta können dazu verwendet werden.
Ravioli mit Spinat und Tomaten	S/B	Je mehr Spinat und Gemüse, desto mehr Basen.
Reis mit Gemüse	S/B	Vollwertreis ist gesünder, aber schwerer verdaulich.
Gemüsestrudel	B/S	Da der saure Teig meist nur sehr dünn ist, überwiegt der Basenanteil, auch dann wenn etwas Sauerrahm dabei ist.
Kartoffel-Gemüse-Rolle	B	Schmeckt gekocht oder gebraten.
Gemüsepfanne	B	Am besten schmeckt Gemüse gedünstet oder gedämpft.

Gericht	Gruppe	Säure-Basen-Tipp
Fleischgerichte		
Fleischgerichte aus Rind, Schwein, Kalb, Wild, Geflügel	S	Zu Fleischgerichten sollten keine Nudeln, Reis, Semmelknödel oder Brot serviert werden, sondern basische Kartoffel-Beilagen, Gemüse und Salate.
alle Würste, gekocht und gebraten	S	Bei Würsten ist auf den Fettgehalt und auf die Qualität zu achten. Kartoffeln und Salat dazu wählen.
alle Aufschnitt-Würste	S	Besonders bei kalten Platten sollten Sie auf fettarme Geflügelwürste und beste Qualität achten. Dazu passen basische Paprika, Tomaten, Gurken usw.
Innereien	S	Innereien haben viel Cholesterin und sollten nur selten und von biologisch gezogenen Tieren gegessen werden. Als Beilage Kartoffeln und Salat wählen.
Fischgerichte		
Fischgerichte, egal welcher Fischsorte und Zubereitungsart (roh, mariniert, gebeizt oder geräuchert, im Ganzen gebraten oder gegrillt, im Salzteig etc.)	S	Zu Fischgerichten sollen keine Nudeln, Reis, Knödel, andere Getreide oder Brot serviert werden, sondern basische Kartoffel-Beilagen (keine Pommes), Gemüse in jeder Form und Salate. Auf die Menge, Qualität und Verarbeitung ist besonders zu achten. Tomaten, Zwiebeln, Paprika und Gurken entschärfen den Säuregehalt. Als Beilage sind Kartoffeln und Salat in jeder Form zu empfehlen.

Gericht	Gruppe	Säure-Basen-Tipp
Beilagen		
Kartoffeln in jeder Form	B	Zu Fleisch- und Fischgerichten ideal, nur nicht in Form von Pommes frites.
Gemüse in jeder Form (z. B. Karotten, Sellerie, Blumenkohl, Spinat)	B	Am besten gedünstet oder gedämpft mit etwas Butter als Beilage zu Eiweißgerichten. Ist von der Verdauung her noch leichter als mit Kartoffeln (Trennkost). Wurzelgemüse ist besonders leicht verdaulich. Gemüse pur ist auch als leichtes Abendessen empfehlenswert.
Hülsenfrüchte (z. B. Erbsen, Bohnen, Linsen)	S	Sind aufgrund des hohen Eiweißgehaltes im sauren Bereich angesiedelt, allerdings trotzdem nicht vergleichbar mit tierischem Eiweiß.
Desserts		
Milch- oder Fruchteis	B	
Sorbet/Halbgefrorenes	B	Früchte der Saison verwenden.
Eisparfait	B	
frisches Obst und Beeren	B	Auf die Jahreszeit achten und nicht am Abend essen.
Milch- oder Vanillecremes	B	
Fruchtcremes	B	Geht auch mit gefrorenen Früchten.
Crêpes und Pfannkuchen	S/B	Der Teig ist sauer, die Füllung kann basisch sein.

Gericht	Gruppe	Säure-Basen-Tipp
Kaiserschmarrn mit Zwetschgenröster	S/B	Der Teig ist sauer, auch wenn Sie Vollwertmehl nehmen. Die Früchte sind basisch.
Apfelstrudel	B/S	Die Füllung ist basisch, der Teig sauer. Etwas Sahne erhöht den Basenanteil.
Quarkstrudel	S	Hier überwiegt die Säure durch den Quark. Eine gute Vanillesauce würde neutralisieren.
Torten, Kuchen und Rouladen (auch Vollwert)	S	Hier muss man selbst gemachte und fertig gekaufte Torten und Kuchen unterscheiden, weil man die Qualität der Zutaten beim Selbermachen beeinflussen kann.
Getränke		
gutes Leitungswasser	B	Hat keine Kalorien und sollte ausreichend getrunken werden.
Quellwasser	B	
gute Mineralwässer	B	Möglichst ohne Kohlensäure.
Natur-Obstsäfte (z. B. Apfel, Trauben)	B	Mit der Menge nicht übertreiben, evtl. verdünnen. Auf Qualität, Zubereitung und Zuckergehalt achten.
frisch gepresste Obstsäfte	B	Ein »Zuviel vom Guten« kann schaden und in Säure umschlagen. Mit Wasser verdünnen.
Orangensaft	S	Menge und Qualität sind entscheidend.
Cola-Getränke, Limonaden	S	Wegen des hohen Zuckeranteils und der vielen Zusätze kritisch.

Gericht	Gruppe	Säure-Basen-Tipp
Light-Getränke	S	Nicht empfehlenswert.
Eistee	S	Menge und Qualität sind entscheidend.
Weiß- und Rotwein	S	Die Qualität ist ganz entscheidend. Wasser zur Neutralisation dazu trinken.
Sekt/Champagner	S	Die Menge ist ebenso entscheidend wie die Qualität.
Bier	S	Sauer, da aus Getreide gewonnen.
Whisky, Cognac	S	Menge beachten.
Spirituosen	S	Menge und Qualität sind entscheidend.
Liköre	S	Sehr sauer, da hoher Zuckergehalt.
Aperitifs	S	Menge und Qualität sind entscheidend.
Kaffee, Tee, Kakao		
Kaffee, Espresso	S	Grundsätzlich ist jeder Kaffee sauer. Der Zucker macht es noch schlimmer. Zur Neutralisation tragen das Wasser und die Milch bei. Ein kurzer Espresso ist oft besser verträglich als Filterkaffee.
Filterkaffee, Pads, Kapseln	S	
Instant-Kaffeegetränke	S	Auf Zuckergehalt achten.
Malzkaffee, Getreidekaffee	S	Sind grundsätzlich sauer, aber die Milch kann neutralisieren. Und sie sind magenfreundlicher.
Früchtetee	S	Sind häufig künstlich eingefärbt, daher auf offene Qualität achten.

Gericht	Gruppe	Säure-Basen-Tipp
Kräutertee	B	Die Qualität entscheidet auch hier.
Kamille- und Pfefferminztee	B	
Milchkakao	B	Auf gute Frischmilch und bestes Kakaopulver achten.
Milch mit Honig	B	Da nur wenig saurer Honig verwendet wird, überwiegt die Base.

Kleine Lebensmittelkunde

Erfahren Sie in unserer kleinen Lebensmittelkunde, wie Sie Fleisch, Gemüse und Co. qualitätsbewusst einkaufen und richtig lagern. So erzielen Sie immer besten Geschmack und Frische – Ihr Säure-Basen-Haushalt wird es Ihnen danken!

Fette

Zur Lagerung von Fetten sollten Sie wissen, dass Mikroorganismen und fetteigene Enzyme durch Luft, Licht und Wärme zum Fettverderb beitragen.

- Um ein Gleichgewicht mit mehr Omega-3-Fettsäuren herzustellen, ist es neben dem Fischverzehr wichtig, hochwertigstes Lein-, Hanf-, Raps- und Walnussöl in den Speiseplan einzubauen. Auch bestes Olivenöl und Butter gehören zu den wertvollen Fetten. Billige Öle und Kokosfett sollten Sie meiden, da sie mehr gesättigte Fettsäuren enthalten als Schweinefett. Zum Braten von Fleisch verwenden Sie am besten ein handelsübliches Rapsöl und zum Braten von Fisch ein Olivenöl – aber bitte keine kalt gepressten Öle.
- Lagern Sie Butter kühl, am besten bei Temperaturen zwischen 4 und 6 °C. Verpacken Sie die Butter gut und

bewahren Sie sie möglichst nicht neben Fisch, Huhn, Zwiebeln oder stark riechenden Lebensmitteln auf. Butter nimmt ebenso wie Milch Gerüche auf.

- Gute Öle reagieren besonders empfindlich auf Sauerstoff- und Lichteinwirkung. Helle Glas- oder Kunststoffflaschen sind deshalb zur Aufbewahrung nicht geeignet. Verwenden Sie am besten dunkle Flaschen oder Konservendosen. Nach Anbruch der Flasche gelangt bei jeder Verwendung mehr Luft zum Öl und fördert die Verderblichkeit. Es empfiehlt sich deshalb, für kleine Haushalte nur kleine Flaschen zu kaufen, größere sollten in kleine umgefüllt werden. Bewahren Sie hochwertige Pflanzenöle nach dem Öffnen immer im Kühlschrank auf. Olivenöl wird im Kühlschrank etwas dickflüssig und sollte deshalb kurz vor Gebrauch heraus genommen werden. Fette und Öle sind aus Sicht des Säure-Basen-Haushaltes neutral.

Käse

Alle Käsesorten sind aus der Sicht des Säure-Basen-Haushaltes »säureüberschüssig«. Das hängt mit ihrem hoch konzentrierten Eiweißgehalt zusammen. Je vergorener (Edelschimmelkäse) die Käse sind, desto saurer sind sie. Zumeist hat der Käse über 35 % Eiweiß und noch etwas mehr Fett. Daher ist Käse am Abend auch schwer verdaulich. Als Vergleich: Fleisch oder Fisch enthält auf 100 g etwa 20 % Eiweiß, die Getreidesorten etwa 10 % und Kartoffeln und Gemüse nur um 2 % Eiweiß.

- Neben Fettgehalt, Herstellungs- und Milchart unterteilt man Käse dem Wassergehalt entsprechend in sechs Gruppen: Frischkäse, kurz gereifter Käse (Sauermilchkäse), Weichkäse, halbfester Schnittkäse, Schnittkäse und Hartkäse.
- Die Trockenmasse bleibt übrig, wenn dem Käse das Wasser entzogen wird. Sie besteht in der Regel zur einen Hälfte aus Fett und zur anderen aus fettfreier Trockenmasse. Im Schnitt entspricht ein Fettgehalt von 40% i.Tr. so gesehen einem realistischen Wert von 20%.
- Lagern Sie Käse nicht zu kühl und schützen Sie ihn vor Licht, am besten im Käse- oder Gemüsefach Ihres Kühlschranks.
- Bewahren Sie Käse vor dem Austrocknen und lagern Sie ihn nie unverpackt.
- Da Käse weiterreift, sollte er nicht völlig luftdicht verpackt werden. Stechen Sie eventuell Löcher in die Verpackungsfolie.
- Geöffnete Packungen sollten innerhalb von 2–3 Tagen verbraucht werden. Ungeöffnete Packungen bleiben 2–3 Wochen frisch.
- Geriebener Käse hält sich in geöffneter Packung im Kühlschrank 2–3 Wochen. Im Haushalt frisch geriebenen Käse sollten Sie sofort verbrauchen oder einfrieren.
- Gereifter Käse mit Weißschimmel (Camembert) sollte nicht länger als 2–3 Tage im Kühlschrank lagern.
- Zur besseren Geschmacksentfaltung empfiehlt es sich, den Käse 1–2 Stunden vor dem Verzehr aus dem Kühlschrank und der Verpackung zu nehmen.

WISSEN

Lebensmittel-Unverträglichkeiten

Bei einer Histamin-Unverträglichkeit sollten Sie keine gereiften und lange gelagerten Käsesorten essen (das Bakterium vermehrt sich), sondern nur Frischkäse.
Meiden Sie bei einer Laktose-Unverträglichkeit Frischkäse und genießen Sie gereifte, länger gelagerte Käsesorten, denn der Milchzucker wird durch längere Lagerung abgebaut. Oder Sie verwenden laktosefreien Käse, den es wie sämtliche anderen laktosefreien Milchprodukte (Quark, Sahne, Joghurt, Butter usw.) im Handel zu kaufen gibt.

Geflügel

Fleisch ist aus der Sicht des Säure-Basen-Haushaltes sauer. Geflügel zählt aber zu den mageren, weißen Fleischsorten. Zucht- und Fütterungsmethode haben auch hier großen Einfluss auf den Geschmack. Kaufen Sie Geflügel deshalb mengenmäßig lieber weniger, seltener und achten Sie auf beste Bio-Qualität, artgerechte Bodenhaltung und Fütterung.

- Frisches Geflügel erkennen Sie an spitzen Krallen, hellrotem Schnabel und festem Fleisch.
- Achten Sie bei tiefgefrorenem Geflügel auf eine einwandfreie Verpackung ohne Löcher und Risse. Gefrierbrand entsteht, wenn zu viel Luft an das Fleisch

WISSEN

Vorsicht vor Salmonellen

Die Gefahr einer Salmonelleninfektion ist bei Geflügel besonders groß. Kochen und Braten tötet Salmonellen zwar ab, doch die Minusgrade in der Gefriertruhe überstehen die Bakterien sehr gut. Kritisch ist also nur der Umgang mit dem ungegarten Fleisch. Für die Küche gilt:

- Waschen Sie das Geflügel sauber und tupfen Sie es mit Küchenkrepp trocken.
- Vermeiden Sie den Kontakt des Fleischs zu anderen Lebensmitteln.
- Spülen Sie Schüsseln, Bretter, Bürsten und Lappen nach Gebrauch gründlich mit viel heißem Wasser – und Ihre Hände natürlich auch.
- Garen Sie das Geflügel gut durch. Auch im Innern des Fleischs müssen mindestens 75 °C für wenigstens 10 Minuten erreicht werden. Benutzen Sie ein Fleischthermometer, um das festzustellen. Sie sollten nicht am Knochen messen, denn dort ist das Fleisch immer heißer, sondern mitten im Muskel.

gelangt. Die weißlichen Stellen im Fleisch sind zwar nicht schädlich, aber zäh und trocken.

- Kaufen Sie keine Ware, die schon einmal aufgetaut war. Das erkennen Sie an Schneebildung oder wieder eingefrorenem Fleischsaft.
- Kaufen Sie nur aus gepflegten Truhen, die nicht vereist und auch nicht über die Stapelmarke hinaus gefüllt sind.

- Raumtemperaturen sind zum Auftauen ungünstig, denn dabei vermehren sich am Fleisch haftende Keime schneller. Tauen Sie große Stücke besser über Nacht im Kühlschrank auf oder garen Sie das Tiefgekühlte gleich im vorgeheizten Backofen bei entsprechender Bratentemperatur (1 Huhn braucht bei 200 °C ca. 1 Stunde) Beim Niedertemperaturgaren nehmen Sie etwa 80 °C und die 3-4 fache Zeit.

Fleisch

Aus der Sicht des Säure-Basen-Haushaltes ist jedes Fleisch »säureüberschüssig«, daher sollten die Beilagen basisch sein. Fleisch von artgerecht gehaltenen Tieren (Bio-Qualität) sollten Sie nicht lange in Plastikverpackungen aufbewahren. Packen Sie das verpackte (oft begaste) Fleisch am besten bald aus, damit die Luftzufuhr gewährleistet ist. Zur Lagerung eignen sich Porzellan- oder Metallschüsseln, die mit einem Teller oder atmungsaktiver Folie abgedeckt werden. Vakuumverpacktes Fleisch nehmen Sie einige Stunden vor Gebrauch aus der Packung, damit es gut auslüften kann!

Lagerdauer im Kühlschrank (2–3 °C)

- rohes Fleisch: 3–4 Tage
- zubereitetes Fleisch: 2–4 Tage
- rohes Hackfleisch: am selben Tag aufbrauchen

Fleisch lässt sich gut einfrieren. Dazu packen Sie das Fleisch möglichst luftdicht in Spezialfolie ein und lassen es 8–12 Stunden bei mindestens –25 °C durchfrieren.

Lagerdauer im Tiefkühlschrank (–18 °C):

- Rindfleisch: 10–12 Monate
- Schweinefleisch: 5–6 Monate
- Lamm-/Hammelfleisch: 6–10 Monate
- Kalbfleisch: 6–9 Monate
- Hackfleisch: 2–3 Monate
- Wild: 5–6 Monate

Fisch

Aus der Sicht des Säure-Basen-Haushaltes ist auch Fisch »säureüberschüssig«. Daher sind auch hier die basischen Beilagen wichtig. Der Einkauf von hochwertigem Meeresfisch ist aber nicht so einfach wie bei Bio-Fleisch. Trotzdem sind auch hier Haltung und Fütterung (bei Zuchtfisch) entscheidend für Qualität und Geschmack. Omega-3-Fettsäuren und das leicht verdauliche Eiweiß machen den Fisch so wertvoll. Achten Sie beim Einkauf von Frischfisch auf folgende Frische-Merkmale:

- Die Augen sind glänzend und stehen leicht hervor.
- Die Kiemen sind hellrot oder dunkelrosa – auf keinen Fall braun oder graurot.
- Die Schuppen liegen fest und glatt an.
- Das geronnene Blut im Inneren hat sich nicht schwarzbraun verfärbt.
- Der Fisch ist fest und elastisch. Berühren Sie ihn mit den Fingern, dürfen keine Abdrücke zurückbleiben.
- Der Fisch riecht frisch und nicht nach Ammoniak; intensiver Fischgeruch ist ein Hinweis auf lange Lagerzeiten.

Fische verderben wegen ihres hohen Wassergehaltes und ihrer trockenen Muskulatur sehr schnell. Deshalb sollte frischer Fisch stets kühl gelagert werden, am besten auf gestoßenem Eis. Wählen Sie im Kühlschrank immer den kältesten Ort dafür. Zum Einfrieren eignen sich nur frisch gefangene Fische. Seefisch sollte nur unmittelbar nach dem Fangen eingefroren werden. Bereiten Sie den Fisch auf das Einfrieren vor: Nehmen Sie ihn aus und entschuppen Sie ihn wenn nötig. Legen Sie den Fisch zum Auftauen nicht in Wasser, sonst laugt er aus. Tauen Sie ihn besser über Nacht im Kühlschrank auf oder bereiten Sie ihn bei mäßiger Hitze gefroren zu.

Gemüse und Obst

Aus Sicht des Säure-Basen-Haushaltes ist Gemüse »basenüberschüssig«. Beim Einkauf von Gemüse und Obst sollten Sie stets auf die entsprechende Jahreszeit und Frische achten, da eine längere Lagerung zu Vitaminverlusten führt. Lagern Gemüse und Obst vor den Geschäften oder auf Märkten, so sind sie bei entsprechender Sonneneinstrahlung schnell welk und mit Schadstoffen belastet. Sonnengereiftes, biologisch angebautes Obst und Gemüse enthalten am meisten Nährstoffe und erlauben Ihnen, auch die die Schalen mitzuverwenden. Bevorzugen Sie saisonale heimische Obst- und Gemüsesorten.

Obst und Gemüse lassen sich im Allgemeinen nur kurzfristig lagern. Verwenden Sie dazu den Kühlschrank bzw. kühle Kellerräume oder eine Speisekammer. Schlagen Sie das Obst und Gemüse bei Bedarf in Frischhaltefolie ein. Wurzelgemüse und Kernobst lassen sich sehr lange lagern, da sie gegen Verdunstung geschützt sind. Lagern Sie Obst und Gemüse stets getrennt. Eine gemeinsame Aufbewahrung kann die Qualität mindern.

Für Salate gilt dasselbe wie für Obst und Gemüse: Bevorzugen Sie Bio-Salate. Bewahren Sie die Salate ohne Folie im Gemüsekühlfach auf. Vor der Zubereitung entfernen Sie – falls notwendig – die äußeren Blätter, waschen den Salat schnell in ausreichend Wasser, lassen ihn gut abtropfen und vermischen ihn mit dem Dressing oder machen ihn unmittelbar vor Verzehr an, mit besten kalt gepressten Pflanzenölen, gutem Salz und bestem Essig.

Frischkräuter

Aus Sicht des Säure-Basen-Haushaltes sind Kräuter »basenüberschüssig«. Biologisch angebaute Kräuter gehören in jede gesunde Küche. Inzwischen können Sie die meisten Kräuter im Topf kaufen und nach Bedarf frisch abschneiden. Oder Sie kaufen kleine Kräuterbündchen, die Sie am besten in ein feuchtes Tuch oder großflächig in Alufolie einschlagen und ins Gemüsekühlfach legen. Geschnittene Frischkräuter decken Sie mit Klarsichtfolie zu und halten sie gekühlt. Kräuter schmecken in Öl eingelegt (Pesto) besonders gut und sollten auch – gut verschlossen – im Kühlschrank aufbewahrt werden.

Getreide

Kaufen Sie Getreide aus biologischem Anbau in nicht zu großer Menge (Mottengefahr) und lagern Sie es in einem kühlen Schrank. Mahlen Sie das benötigte Getreide in der hauseigenen Getreidemühle auf feinster Stufe erst kurz vor Verwendung. Das garantiert optimale Inhaltsstoffe und besten Geschmack. Falls etwas Mehl übrig bleiben sollte, so lagern Sie das Getreidemehl in gut verschließbaren Behältern und mischen es beim nächsten Mal dazu. So gemahlenes Dinkelmehl, Hirsemehl oder alle anderen Getreidemehle garantieren für Vollwertigkeit und natürliche Ballaststoffe. Sollten Sie bei der Umstellung Schwierigkeiten mit »Sodbrennen« oder Unverträglichkeit haben, dann mischen Sie vorerst das Vollwertmehl zur Hälfte mit Weißmehl.

Literatur

Rauch, F.: **Die Darmreinigung nach Dr. F.X. Mayr,** TRIAS Verlag (2019)

Rauch, E., Mayr, P.: **Die neue Milde Ableitungsdiät nach F.X. Mayr,** TRIAS Verlag (2015)

Worlitschek, M: **Säure-Basen-Haushalt: Wie Sie Ihren Körper wirkungsvoll entsäuern,** TRIAS Verlag (2011)

Rauch, E., Mayr, P.: **Milde Ableitungsdiät für Beruf & Alltag,** TRIAS Verlag (2017)

Worlitschek, M.: **Praxis Säure-Basen-Haushalt: Grundlagen und Therapie,** Karl F. Haug Verlag (2015)

Mayr, P., F.X. Mayr: **Die gesunde Ernährung nach der Kur,** TRIAS Verlag (2015)

Kontakt zum Autoren

Peter Mayr
Dipl.-Diät-Küchenmeister
Eiersdorf 24
A-9130 Poggersdorf
www.petermayr.at

SERVICE

Liebe Leserin, lieber Leser,

hat Ihnen dieses Buch weitergeholfen? Für Anregungen, Kritik, aber auch für Lob sind wir offen. So können wir in Zukunft noch besser auf Ihre Wünsche eingehen. Schreiben Sie uns, denn Ihre Meinung zählt!

Ihr TRIAS Verlag

Kontakt:
kundenservice.thieme.de

Lektorat TRIAS Verlag,
Postfach 300504,
70445 Stuttgart

Besuchen Sie uns auf facebook
www.facebook.com/trias.tut.mir.gut

Besuchen Sie uns auf facebook
www.facebook.com/mama.mag.trias

Folgen Sie uns auf Instagram
www.instagram.com/trias_verlag

Lassen Sie sich inspirieren
www.pinterest.com/triasverlag

Abonnieren Sie unsere Newsletter:
www.trias-verlag.de/newsletter

Register

Impressum

Bibliografische Information der Deutschen Nationalbibliothek
Die Deutsche Nationalbibliothek verzeichnet diese Publikation in der Deutschen Nationalbibliografie; detaillierte bibliografische Daten sind im Internet über http://dnb.d-nb.de abrufbar.

Programmplanung: Uta Spieldiener

Redaktion und Bildredaktion: Kerstin Mendler

Umschlaggestaltung und Layout: CYCLUS Visuelle Kommunikation, Stuttgart

Bildnachweis:
Umschlagmotiv: Parthena Loenicker
Innenteil: S. 8, 44: Meike Bergmann, Berlin
Illustrationen: Christine Lackner, Ittlingen

5. Auflage 2020

Printed in Germany

Satz und Repro: Fotosatz Buck, Kumhausen
Gesetzt in: Adobe InDesign CS5
Druck: AZ Druck und Datentechnik, Kempten

Gedruckt auf chlorfrei gebleichtem Papier

ISBN 978-3-432-10995-4 1 2 3 4 5 6

Auch erhältlich als E-Book:
eISBN (ePub) 978-3-432-10996-1

Wichtiger Hinweis: Wie jede Wissenschaft ist die Medizin ständigen Entwicklungen unterworfen. Forschung und klinische Erfahrung erweitern unsere Erkenntnisse, insbesondere was Behandlung und medikamentöse Therapie anbelangt. Soweit in diesem Werk eine Dosierung oder eine Applikation erwähnt wird oder Ratschläge und Empfehlungen gegeben werden, darf der Leser zwar darauf vertrauen, dass Autoren, Herausgeber und Verlag große Sorgfalt darauf verwandt haben, dass diese Angaben dem Wissensstand bei Fertigstellung des Werkes entsprechen, jedoch kann eine Garantie nicht übernommen werden. Eine Haftung des Autors, des Verlags oder seiner Beauftragten für Personen-, Sach- oder Vermögensschäden ist ausgeschlossen.

Geschützte Warennamen (Warenzeichen) werden nicht besonders kenntlich gemacht. Aus dem Fehlen eines solchen Hinweises kann also nicht geschlossen werden, dass es sich um einen freien Warennamen handelt.

Wo datenschutzrechtlich erforderlich, wurden die Namen und weitere Daten von Personen redaktionell verändert (Tarnnamen). Dies ist grundsätzlich der Fall bei Patienten, ihren Angehörigen und Freunden, z. T. auch bei weiteren Personen, die z. B. in die Behandlung von Patienten eingebunden sind.